# 社区居家康复服务知识手册

中国残疾人康复协会 编

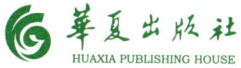

## 图书在版编目（CIP）数据

社区居家康复服务知识手册／中国残疾人康复协会编．――北京：华夏出版社有限公司，2021.9

ISBN 978-7-5222-0161-0

Ⅰ．①社… Ⅱ．①中… Ⅲ．①社区－康复医学－手册 Ⅳ．① R492-62

中国版本图书馆CIP数据核字（2021）第167483号

### 社区居家康复服务知识手册

| | |
|---|---|
| 编　　者 | 中国残疾人康复协会 |
| 责任编辑 | 张平　曾华 |
| 出版发行 | 华夏出版社有限公司 |
| 经　　销 | 新华书店 |
| 印　　刷 | 三河市少明印务有限公司 |
| 装　　订 | 三河市少明印务有限公司 |
| 版　　次 | 2021年9月北京第1版<br>2021年9月北京第1次印刷 |
| 开　　本 | 880mm×1230mm　1/32 |
| 印　　张 | 4.75 |
| 字　　数 | 83.6千字 |
| 定　　价 | 35.00元 |

华夏出版社有限公司　地址：北京市东直门外香河园北里4号　邮编：100028
网址：www.hxph.com.cn　电话：（010）64618981
若发现本版图书有印装质量问题，请与我社联系调换。

# 《社区居家康复服务知识手册》编写委员会名单

主　编：曹跃进

副主编：赵悌尊　许晓鸣

编　委（按章节顺序排序）：

　　张金明　刘景梅　周丽莉　刀维洁

　　杜乐美（意大利）　孙丽佳　许家成

　　陈夏尧　崔　勇　静　进　孟　申

　　许弦歌　侯　平

编　务：冯彦霞　吕鸿刚

# 前言
## Preface

本书是中国残疾人康复协会针对目前国内社区康复服务的需求和能力不足的现状、结合中国残联提出的精准康复服务内容、家庭医生签约康复服务等要求，编写的第三本关于社区康复系统知识的手册。在总结多年来开展社区康复服务经验的基础上，梳理出了社区康复最应当了解和掌握的基础知识、便于操作的实用技术，掌握了这些，则易于取得服务的效果。

本书适合在基层工作的康复管理人员、家庭医生、康复协调员和功能障碍者、残疾人及其家属学习使用，也可供专业机构的康复专业人员在指导社区康复和开展服务时参考。

广大基层康复工作者、家庭医生和康复协调员在学习了解本书内容的基础上，可以结合所在地区的具体环境，有效地开展社区康复服务；也可以根据本书介绍的知识、方法和路径，继续学习和探索，为更多有需求的功能障碍者和残疾人提供有效的服务，推进社区康复服务深入发展。

本书撰写历时三年，作者和编者反复修订，行文力求简明晓畅，技术强调实用、便于操作，但仍难免有力所不逮之处。敬请各位方家提出宝贵建议，以便今后修订，达成不断丰富康复技术手段、提升我国社区康复服务水平的初心。

编委会

# 目 录
Contents

## 第一部分 相关概念

### 第一章 残疾与康复基本知识 3
一、残疾的基本概念 3
二、致残的主要原因 6
三、残疾的三级预防 7
四、康复的概念 12
五、康复的对象 12
六、康复的领域 13
七、康复的途径 14
八、康复的原则 16

## 第二章　社区康复与家庭医生签约服务基本知识　19

一、社区康复基本知识　19

二、社区康复服务人员职责　20

三、家庭医生的职责　22

四、家庭医生应掌握的康复知识　23

五、家庭医生康复服务的内容　26

## 第二部分　操作实践

### 第三章　视力障碍的康复　31

一、导致儿童视力障碍的原因　31

二、儿童视力障碍的早期发现与预防　31

三、儿童视力障碍康复的主要内容　33

四、导致成人视力障碍的原因　38

五、成人视力障碍的早期发现与预防　38

六、成人视力障碍康复的主要内容　39

### 第四章　听力障碍的康复　42

一、导致儿童听力障碍的原因　42

二、儿童听力障碍的早期发现与预防　43

三、儿童听力障碍康复的主要内容　45

四、导致成人听力障碍的原因　46

五、成人听力障碍的早期发现与预防　47

六、成人听力障碍康复的主要内容　48

## 第五章　肢体功能障碍的康复　50

一、导致肢体功能障碍的原因　50

二、肢体功能障碍康复的主要方法　50

三、常见肢体功能障碍的康复　52

## 第六章　智力障碍的康复　72

一、导致智力障碍的原因　72

二、智力障碍的早期发现与预防　73

三、智力障碍康复的主要内容　74

## 第七章　精神障碍的康复　78

一、导致精神障碍的原因　78

二、精神障碍的早期发现与预防　78

三、精神障碍康复的主要内容　79

## 第八章　孤独症的康复　85

一、孤独症的判断　85

二、导致孤独症的原因　86

三、孤独症的早期发现　86

四、孤独症康复的主要内容　90

## 第九章　老年人的康复　94

一、老年人康复的目标及注意事项　94

二、老年人常见病康复　95

三、老年人跌倒的风险评估与干预　106

四、老年人用药管理　108

## 第十章　社区辅助器具适配服务与居家无障碍改造　110

一、辅助器具基本知识　110

二、辅助器具适配服务　111

三、常见的辅助器具及其应用　112

四、家庭无障碍生活知识　135

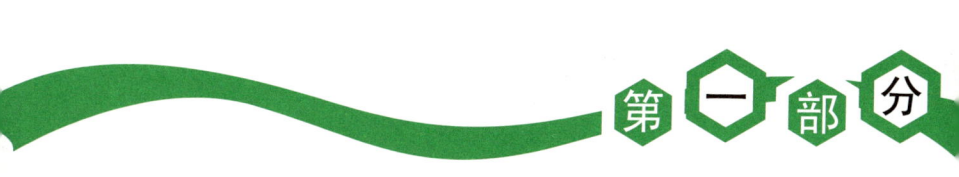

# 相关概念

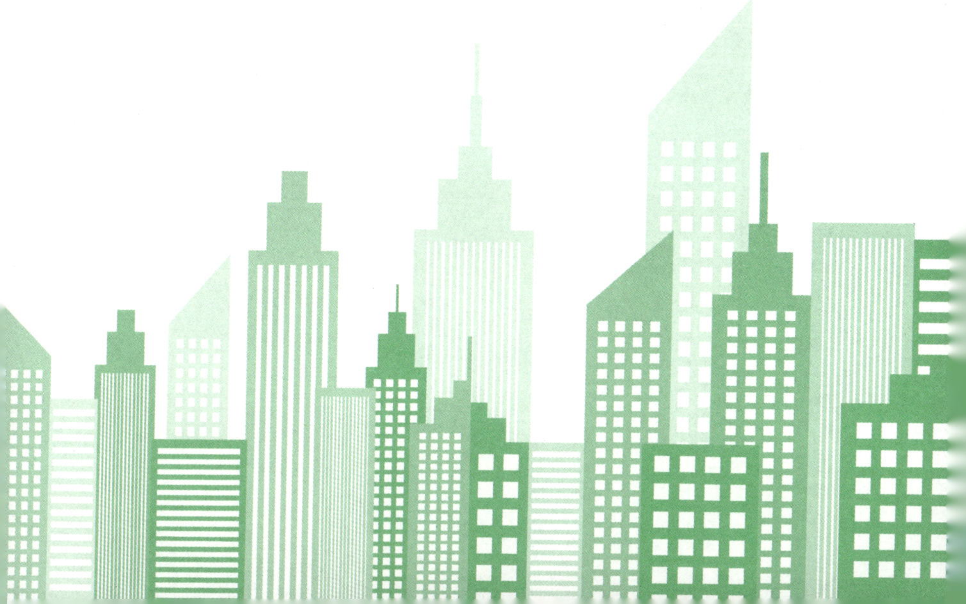

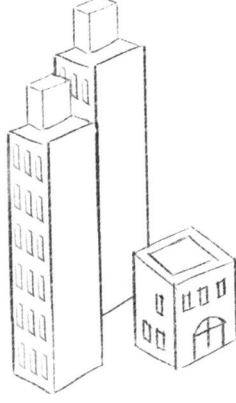

# 第一章　残疾与康复基本知识

## 一、残疾的基本概念

残疾指疾病、意外伤害、遗传等各种原因导致的人体生理、心理功能或解剖结构的异常或丧失，从而导致部分或全部丧失正常的生活、学习和工作能力，影响其履行日常生活和社会功能。

### 1. ICIDH 模式

1980 年世界卫生组织（WHO）的《国际损伤、失能、残障分类》(ICIDH) 将残疾的发生发展分为三个阶段，如图 1-1 所示。

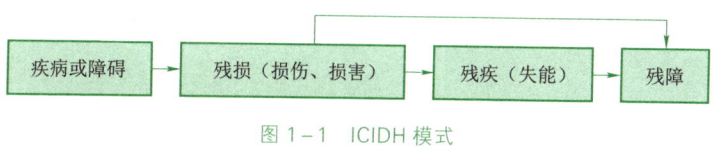

图 1-1　ICIDH 模式

① 残损（损伤、损害）：由于各种原因导致人体生理、心理功能或解剖结构受到损伤。

② 残疾（失能）：由于损伤或疾病导致人的活动能力减

弱或丧失，不能以正常方式从事某种活动。

③ 残障：由于损伤或残疾导致个人参与正常社会活动有障碍，影响其社会功能的正常发挥。

残疾的发生、发展是一个过程。认识此过程，对残疾的预防与康复具有积极的意义，可以使残疾向好的方面转化。因此，ICIDH 有力地推动了现代康复医学的发展。

## 2. ICF 模式

2001 年 WHO 将 ICIDH 修订为《国际功能、残疾和健康分类》（ICF）。ICF 从残疾人融入社会的目标入手，认为残疾不仅是个人问题，而且是社会环境所形成的一种复合体，是健康因素和背景因素（环境因素和个人因素）之间交互作用而出现的结果。因此，对残疾问题的管理要有社会行动，要求改造环境，以使残疾人能充分参与社会生活的各个方面。ICF 模式如图 1-2 所示。

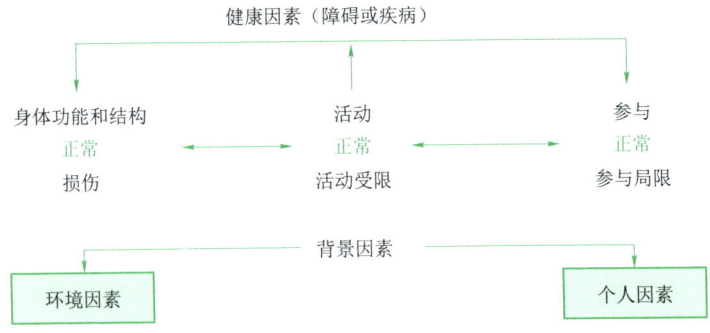

图 1-2 ICF 模式

（1）身体功能和结构与损伤

① 身体功能和结构：身体功能指身体的生理和心理功能，如精神功能、感觉功能与疼痛，以及神经、肌肉、骨骼与运动有关的功能等；身体结构指神经系统的结构、与运动有关的结构、皮肤和有关结构等。

② 损伤：身体功能或结构出现显著的变异或缺失。

（2）活动与活动受限

① 活动：指个体执行一项任务或行动，如自理学习和应用知识、家庭生活等。

② 活动受限：指个体在完成活动时遇到困难。

（3）参与与参与局限

① 参与：指个体投入社会生活环境之中，如社会和公民生活、人际交往和人际关系等。

② 参与局限：指个体在投入社会生活环境之中遇到困难。

（4）环境因素与个人因素

① 环境因素：包括自然环境因素和社会环境因素，如空气质量、无障碍设施、周围人的态度、服务水平、体制和政策等。

② 个人因素：包括性别、种族、年龄、生活方式、习惯、性格、教养、职业、经历、应对方式等。

一个人的健康或残疾是以功能为主线，从"身体功能和结构""活动""参与"三个方面进行评估的，如果三者均正常则表明处于健康状态,如果三者功能有障碍则表明处于残疾状态。

ICF 对有关残疾的信息以及个人、社会对残疾的反映做出了更好的说明,强调改善生活环境、增强个人参与意识,以促进健康,减轻和控制残疾,最大限度地使残疾人融入社会,提高生活质量。

## 二、致残的主要原因

遗传和发育、外伤和疾病、环境和行为三种因素相互作用,可造成先天性残疾和后天性(获得性)残疾。

### 1. 导致先天性残疾的常见原因

① 近亲婚育或遗传因素。

② 胎儿在子宫内发育有缺陷。

③ 孕妇妊娠期患有某些疾病或滥用药物。

④ 父母吸毒或有烟酒过量等不良行为。

⑤ 在生产中胎儿缺氧、损伤等。

### 2. 导致后天性残疾的常见原因

① 传染性疾病,如乙型脑炎、麻疹、脊髓灰质炎等。

② 非传染性疾病,如高血压、糖尿病、精神疾病等。

③ 意外伤害,如交通事故、跌落、工伤、中毒等。

④ 环境因素,如辐射职业性损伤和严重空气污染、水

污染等。

⑤ 心理因素，如抑郁症、精神分裂症等。

### 三、残疾的三级预防

残疾预防，是指针对各种致残因素，采取有效措施，避免个人心理、生理、人体结构上某种组织、功能的丧失或者异常，防止全部或者部分丧失正常参与社会活动的能力。

残疾预防工作应当覆盖全人群和全生命周期，以社区和家庭为基础，坚持普遍预防和重点防控相结合。

应当建立残疾人信息收集、共享制度，将残疾预防融入疾病防控、母婴保健、交通安全、生产安全等行业管理中。

#### 1. 一级预防

预防致残性伤害和致残性疾病的发生，即"防患于未然"。在社区中主要采取以下措施：

① 免疫接种：包括打预防针和口服疫苗。目的是使接种者获得相应的传染性疾病的免疫力而不患这些疾病。例如，接种脊髓灰质炎疫苗、麻疹疫苗、风疹疫苗、百白破三联疫苗，以及注射各种抗毒免疫血清等。

② 预防性咨询与指导：包括宣传教育与个别指导。目的是使社区民众学会预防致残性伤害和致残性疾病的方法。例如，接受婚前检查、进行孕期检查、口服叶酸、平

衡营养、合理运动等。

③ 预防性保健：包括各类人群及其各个阶段的保健。目的是增进人群的健康，远离伤病与残疾，尤为重要的是预防先天性残疾。例如，育龄夫妻保健、围生期保健、新生儿保健、婴幼儿保健、学龄儿童保健、青春期保健，以及特殊职业人群的针对性保健、成年人与老年人的全方位保健等。

④ 远离危险因素：包括远离引发伤害和疾病的所有危险因素。目的是避免这些因素对人们造成致残性影响。例如，远离寄生虫与致病性微生物、有害的物理与化学因素、各种可能造成伤害的环境因素等。

⑤ 精神卫生管理：包括解决引起心理问题的事件与及时的心理疏导。目的是预防当事人发生焦虑、抑郁等精神问题与心身疾病。例如，疏解人际关系恶化导致的心理压力、恶性事件造成的心理冲突、过激行为引起的血压升高、突发事件带来的悲痛与绝望等。

⑥ 倡导健康的生活方式：包括饮食起居、劳逸、嗜好等诸多方面。目的是预防心脑血管病、糖尿病和性病等致残性疾病。例如，合理调配饮食结构、规律作息、维护和谐的人际关系、保持平稳的心态、参加室外运动、戒除烟酒、远离毒品及其他不良嗜好等。

⑦ 做好安全防护：包括个人的、家庭的和社区环境的

安全防护。目的是确保人们不受到意外伤害。例如，认真照顾婴幼儿和老年人、消除家用与公共设施的安全隐患、防止宠物与车辆伤人、防止打架斗殴等。

⑧ 宣讲安全规则：包括宣讲居家与外出安全规则。目的是引导人们共同遵守公共规则以保证每一个个体的安全。例如，宣讲交通规则、各种设施的使用规则、豢养宠物应当依据的规则、社区内的安全规则等。

⑨ 维护安全环境：包括本社区与全社会的安全环境。目的是防止各方面的意外伤害。例如，不酗酒、不聚众闹事、不打架斗殴、密切看管自家的宠物以免伤人、不随便燃放烟花爆竹、保护防火设施、及时上报疫情等。

### 2. 二级预防

在伤病发生之后，防止发生障碍或者出现残疾，即"既病防变"，预防"活动受限"。在社区中主要采取以下措施：

① 及早发现伤病：包括及时指导诊断与督促可疑者进行检查。目的是尽早发现问题，及时治疗，防止致残。例如，尽早发现高血压、高血糖、听力下降、视力下降、新生儿先天性疾病（如苯丙酮尿症、先天性心脏病、甲状腺功能低下、神经管畸形、听力残疾）等。

② 定期健康检查：包括一年一度的普通人群体检及特殊人群的针对性健康检查。目的是发现疾病的苗头，早期

预防，及时治疗，防止致残。例如，针对新生儿的早期筛查、针对中年以上人群的心脑血管病与代谢性疾病的筛查、针对特殊工种的特殊项目检查、针对孕妇的各阶段检查、针对吸毒人员的性病检查、针对疫区人员的检疫等。

③ 控制危险因素：包括戒除不良嗜好、改变不良生活方式等。目的是控制心脑血管病与糖尿病等的发展。例如，减轻精神压力、戒除烟酒、合理饮食、控制体重、劳逸结合、规律作息等。

④ 积极治疗：包括遵从医嘱认真治疗所有需要治疗的伤病。目的是尽早治愈，不留后患，更不要留下残疾。例如，用药、手术、心理调节、正骨、按摩及物理治疗等。

⑤ 早期康复治疗：包括伤病早期的各种被动与主动康复治疗。目的是促进机体正常功能的恢复，不留残疾。例如，鼓励病人增强信心、选择正确的体位、进行功能锻炼、防止关节挛缩等。

### 3. 三级预防

在残疾出现以后，采取综合措施，防止发生残障，即发生了残疾后，不要发生功能障碍，也不要继续加重残疾的程度，预防"参与局限"。

① 进行康复咨询：包括心理咨询与医疗咨询。目的是鼓励患者正视现实，遵从医嘱，配合治疗。例如，通过心

理疏导，使患者接纳自己，鼓起勇气，以足够的信心克服困难，配合医生完成一系列的康复训练，提高自我康复的能力。

② 开展康复训练：包括多种综合性治疗训练。目的是改善功能，减轻或防止障碍的发生。例如，肢体残疾者的运动疗法与作业疗法、聋儿的语言训练、智障儿童的音乐节律训练、盲人的定向行走训练、精神病人的文体娱乐疗法等。

③ 使用辅助器具：包括假肢、矫形器及多种具有辅助功能的用品用具。目的是预防畸形，改善功能，维持生活能力。例如，为截肢者安装假腿、假手，为脊髓损伤者配置轮椅，为膝外翻者装配膝关节矫形器，为聋人配置助听器，为低视力者配眼镜等。

④ 支持性医疗与护理：包括针对性的治疗与护理。目的是预防并发症，改善功能状况，减轻残疾与障碍的程度。例如，为脊髓损伤者定时翻身以防止褥疮、感染，为脑卒中病人摆放正确的体位以防止肢体挛缩等。

⑤ 手术：包括各种维护与提高功能的矫形性、替代性与补充性手术。目的是减少残疾带来的功能障碍。例如，白内障复明术、畸形矫治手术、关节置换术、人工耳蜗植入术等。

⑥ 构建无障碍环境：包括构建社会和家庭无障碍环境。目的是提高残疾者的活动和参与能力，促进其融入社会。

## 四、康复的概念

依据《残疾预防和残疾人康复条例》，残疾人康复是指在残疾发生后综合运用医学、教育、职业、社会、心理和辅助器具等措施，帮助残疾人恢复或者补偿功能，减轻功能障碍，增强生活自理和社会参与能力。

### 1. 康复医学中的康复定义

康复是指通过综合、协调地应用各种措施，消除或减轻病、伤、残者身心、社会功能障碍，达到和保持生理、感官、智力精神和（或）社会功能上的最佳水平，从而使其借助某种手段，改变其生活，增强自立能力，使病、伤、残者能重返社会，提高生存质量。

### 2. 世界卫生组织的康复定义

康复是指应用各种有用的措施以减轻残疾的影响和使残疾人重返社会。

## 五、康复的对象

康复的对象主要指残疾人和功能有障碍的伤病者。

### 1. 残疾人

指在心理、生理、人体结构上，某种组织功能丧失或者不正常，日常生活或社会活动受到持续性限制的人，包括视力、听力、言语、肢体、智力、精神、多重和其他残疾人。

### 2. 伤病者

指功能有障碍而影响生活、学习、工作和参与社会生活的老年人和慢性病患者。

① 老年人:在身体结构、生理、心理上均有不同程度的退化,体弱易致伤病,活动和参与能力常受到不同程度的限制。

② 慢性病患者:长期处于患病状态,不仅体能下降、精神受创、活动受限,而且慢性病致残率很高,严重影响生活质量。

## 六、康复的领域

包括医疗康复、教育康复、职业康复、社会康复等。

### 1. 医疗康复

应用医学技术和方法,对伤病者和残疾人进行康复诊断、功能评估及康复治疗、康复护理,促进其身心康复。

### 2. 教育康复

通过教育和训练,提高残疾人(首先是学龄残疾儿童和青少年)的素质和能力,使其获得最大程度的独立和主动的生活能力。

### 3. 职业康复

通过咨询、评估、辅导、训练、转介，协助残疾人发挥就业潜力，包括就业前的能力评定和训练、就业后的评估和支持等。

### 4. 社会康复

采取各种有效措施，使残疾人在医疗、教育、就业、住房、交通、政治经济生活、文化体育生活等方面不受歧视，并能履行力所能及的社会职责。此外，也通过引导和帮助残疾人参与社会生活，促进其全面康复，融入社会。

## 七、康复的途径

包括机构康复、社区康复、延伸服务、信息服务和居家康复。

### 1. 机构康复

指综合医院的康复科或专门康复机构（康复医院或康复中心）利用较完善的设备和较高的专业技术对病伤残者开展康复医疗、功能训练、心理疏导、辅助用具服务、职业和社会适应等多方面的康复服务。

### 2. 社区康复

指充分利用社区的人力、物力、政策、信息、文化等资源，为病伤残者就近就便提供康复治疗、训练指导、康复护理、知识普及、残疾人亲友培训、辅助器具适配及咨询转介等多种全面的康复服务。

### 3. 延伸服务

指一种介于机构康复和社区康复之间的服务形式，主要以机构为基地，组织具有一定水平的康复技术人员为病伤残者提供上门的康复服务，以解决康复中一些疑难问题，包括家庭医生签约服务、入户康复服务、家庭病床、包户服务、医疗队等形式。

### 4. 信息服务

指通过多种媒体、信息网络等现代传播设施和技术，把康复知识发送到康复机构、社区和家庭，为病伤残者提供康复服务。

### 5. 居家康复

指在家庭的环境中得到康复服务，是近年来迅速发展起来的一种康复服务途径，体现了将康复服务向家庭延伸的发展趋势。

以上康复途径应构成区域的康复网络，通过双向转诊、多方向转介服务等，使病伤残者在不同阶段根据其在诊治、医疗康复、教育、就业、参与社会生活等方面的康复需求得到及时、系统、连续的康复服务,实现以人为本、全面康复的目标。

社区居家康复是绝大多数病伤残者得到康复服务的有效途径,其与机构康复无缝连接,可使康复对象得到持久的康复服务。

社区居家康复需要得到机构的专业指导,以确保康复的科学性、有效性。

## 八、康复的原则

包括功能训练、全面康复、融入社会、按需康复、提高生活质量。

### 1. 功能训练

着眼于保存和恢复人体的功能,包括运动、感知、心理、语言交流、日常生活、职业活动和社会生活等方面的功能,重视功能的检查和评估,采取多种方式进行训练,尽可能满足残疾人和功能缺陷者对功能康复的需求。

### 2. 全面康复

从生理上(身体上)、心理上(精神上)、职业上和社会生活上进行全面的、整体的康复。康复的对象不仅是有功能障碍的器官或肢体,更重要的是整个人。从这一意义上来说,全面康复就是整体康复,即在医疗康复、教育康复、职业康复、社会康复等领域全面地得到康复。

### 3. 融入社会

残疾使残疾者暂时离开社会生活的主流。康复最重要的目的是使残疾者通过自身功能的改善和环境因素的改善而能重返社会、融入社会，成为社会上有用的成员，重新参与社会生活、履行社会职责。

为了能参与社会生活、履行社会职责，必须具备以下六方面的基本能力：

① 意识清楚，有辨人、辨时、辨向的能力。

② 个人生活自理能力。

③ 可以行动（步行、乘坐交通工具或利用轮椅）。

④ 可进行家务或消遣性作业。

⑤ 可进行社交活动。

⑥ 有就业能力，以求经济上能自给。

### 4. 按需康复

残疾人因年龄、残疾类别、功能受限程度及变化、所处环境、支持程度等不同，导致其主观康复需求与意愿和专业评估呈现出不同的结果，因此应确定其优先康复需求。

① 0～6岁是儿童生长发育的关键时期，因此早发现、早诊断、早干预尤为重要，其具有抢救性康复意义。

② 青少年时期是身心发展、学习知识的重要时期，因

此教育康复不可忽视。

③ 劳动适龄阶段，自立生活、劳动就业、参与社会生活是重要的需求，因此职业康复、社会康复必不可少。

④ 老年人多患有慢性非传染性疾病，因此在康复时要注意其基础疾病的治疗和康复护理，避免发生意外。

### 5. 提高生活质量

生活质量反映了残疾人或伤病者在日常生活各方面的能力水平和个人感受，主要反映在健康状况、职业和工作状况、经济状况、婚姻家庭及居住环境状况、业余休闲生活状况、参与社会生活和政治生活状况、个人对生活的心理感受等方面。

依据2006年联合国发布的《残疾人权利公约》，任何机构、组织和人员在为残疾人提供康复服务时应认识到，残疾人享有平等、不受歧视和在法律面前平等的权利；享有健康、就业、受教育和无障碍环境的权利；享有参与政治和文化生活的权利等。

换言之，残疾人享有功能训练、全面康复、融入社会、按需康复和提高生活质量的权利。

# 第二章　社区康复与家庭医生签约服务基本知识

## 一、社区康复基本知识

2010年世界卫生组织、联合国教科文组织、国际劳工组织和国际残疾发展联盟共同出版的《社区康复指南》，是指导各国实施社区康复发展战略的通用原则，界定了包括全纳、参与、可持续和赋权四项原则，将社区康复理论分为健康、教育、生计、社会、赋能五个部分。残疾人社区康复框架见图2-1。

目前我国对社区康复所下的定义为：社区康复是社区建设的重要组成部分，是指在政府领导下，相关部门密切配合，社会力量广泛支持，残疾人及其亲友积极参与，采取社会化方式，使广大残疾人得到全面康复服务，以实现机会均等、充分参与社会生活的目标。

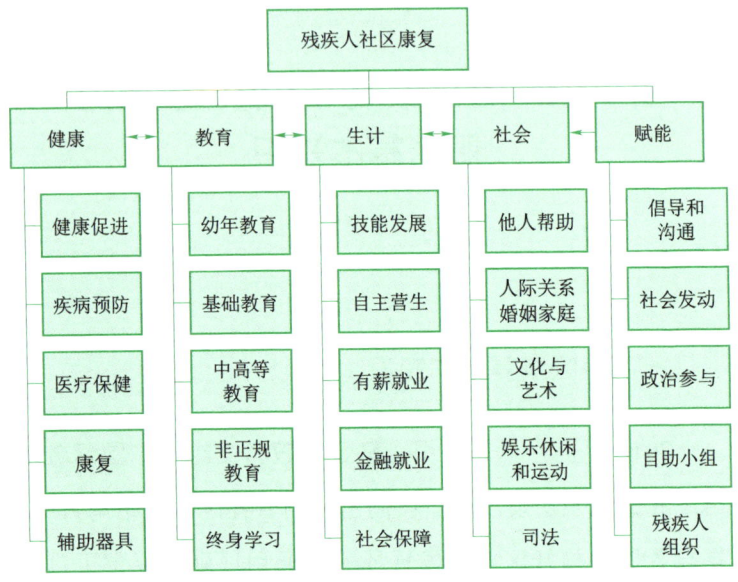

图 2-1 残疾人社区康复框架

## 二、社区康复服务人员职责

社区康复服务人员包括社区康复管理人员、社区康复员、社区康复协调员、社区志愿者等。

### 1. 社区康复管理人员

① 政策指导：了解国家助残相关政策法律法规，对残疾人社区服务工作提供政策指导。

② 计划协调：做好社区内康复服务的计划，确定工作内容和流程，协调工作进展。

③ 资源衔接：衔接上级康复资源，如医疗康复资源、

教育康复资源、职业康复资源、社会康复资源等。

④ 交流共享：纵向做好上传下达工作，横向做好信息交流工作，共享人力、物力、财力、信息资源。

### 2. 社区康复员

① 医疗康复：在上级专业人员指导下开展残疾人医疗康复工作，筛查康复对象、传授康复训练技术、监督精神病人服药、开展家庭康复训练工作。

② 计划评估：因人而异地制定个性化康复训练计划，评估康复训练效果。

③ 咨询转诊：为残疾人提供医疗卫生咨询和转诊服务，协调相关机构进行安置。

④ 专业知识：需要具备一定的专业知识，接受相关工作培训，考核合格后方能上岗。

### 3. 社区康复协调员

① 掌握残疾相关基础知识：如残疾的分类及标准、残疾的三级预防及意义、各类残疾的症状表现及康复路径等。

② 掌握社区内残疾人情况：如残疾的类型及人数、患病的时间及程度、康复的状况及诉求、家庭住址及电话号码、受教育程度及经济状况、所使用的辅助器具及代步工具等。

③ 掌握所在范围资源匹配情况：如康复机构及数量、

康复设备及人员、康复能力及收费水平等。

④ 在日常工作中：是残疾人与社会的媒介和纽带，为残疾人家庭提供力所能及的服务。

⑤ 在开展活动时：是活动的组织者、领导者，负责联络及组织工作，协同其他服务人员和专业人员，督导服务情况，协调转介服务，解决服务实施中的困难和问题，并及时反馈服务信息。

⑥ 专业知识：需要具备一定的专业知识，接受相关工作培训，考核合格后方能上岗。

## 三、家庭医生的职责

家庭医生需要为残疾人提供基本医疗卫生服务和公共卫生服务：

① 为残疾人提供建立健康档案、常见病及多发病诊治、慢性病管理、健康体检、健康咨询、转诊等服务。

② 所在基层医疗卫生机构不能满足残疾人的康复需求时，协调社区（村）康复协调员做好转介服务工作。

③ 根据团队服务能力，对于一级、二级残疾人，上门为其提供签约、基本医疗、康复护理等服务。

④ 有条件的地区，可以与康复医师或康复治疗师共同制订残疾人社区康复计划，确定宜进行康复训练的内容。

## 四、家庭医生应掌握的康复知识

### 1. 了解各类残疾的主要康复路径

（1）对于视力残疾人

① 盲人：目前的技术和水平难以让盲人实现看得见的愿望，只能通过辅助器具和相应的功能训练，发挥其潜能（听觉、触觉等）以实现生活自理和自主出行。

② 低视力者：低视力者应用辅助器具和视功能训练，能够最大化利用残余视力，实现就业和自主生活。

（2）对于听力残疾人

助听器和人工耳蜗能够解决大部分具备残余听力的人实现听得见的愿望，应及时将其转介到听力语言康复机构和助听器验配服务机构去接受相关训练和服务。

（3）对于肢体残疾人

轮椅、假肢等辅助器具和相应的功能训练可以改善肢体残疾人的生活，应掌握偏瘫、截瘫、脑瘫、截肢、小儿麻痹后遗症、骨关节疾病等常见的肢体功能障碍在社区和居家可以实施的康复方法，指导残疾人安全地开展运动功能、生活自理能力等方面的康复训练，并指导他们配置合适的辅助器具。

（4）对于智力残疾人

康复训练可以提高智力残疾人的生活技能，改善其生活质量，越早干预效果越好。发现智力残疾和发育迟缓的儿童，应及时转介到有关部门进行智力和生长发育测评，并指导家长开展相关训练。

(5) 对于精神残疾人

为了控制症状，精神残疾人需要长期服药。对稳定期的精神病人，应督促其服药，监护随访，预防病情复发。对重度急性期和复发的精神病人，应及时转诊。

(6) 对于孤独症患者

康复训练可以有效改善孤独症患者的生活，3～6岁是康复训练的关键期，发现孤独症儿童，应及时转介到相关康复服务机构接受康复训练并对家长普及孤独症知识。

(7) 对于老年人

老年人常合并多种疾病，适度运动可以增强肌肉力量，增强平衡能力；按医嘱用药可以有效控制病情。应及时了解老年人的疾病状况及变化趋势，及时转诊或转介到相关康复机构去接受康复服务。

### 2. 了解将患者转介到相关服务机构的要点

① 掌握各类残疾的主要康复需求以及可能接受其进一步康复的相关服务机构的服务范围、服务水平、专业特长和联系方式等。

② 了解各类功能障碍者常用辅助器具的相关知识及配

置途经。

③ 为签约残疾人提供选配辅助器具时的身体功能评估，衔接相应的辅助器具配置服务机构。

### 3. 了解居家可以开展哪些主要的康复服务

① 提供心理辅导，提高康复信心，更好地配合康复服务的实施。

② 根据居家环境、评估辅助器具需求，提出家庭无障碍环境改造和辅助器具适配的建议和方案。

③ 进行营养和健康指导、康复咨询，发放普及读物，传授相关知识和方法。

④ 对基础疾病和并发症进行检测、简单处理，必要时转诊。

⑤ 协同社区人员，帮助残疾人走出家门，参与社区活动。

⑥ 开展读书报、整理家务、陪同就医、洗澡等个性化和特色服务。

⑦ 根据年龄、家庭具体需求，提供儿童送教上门、青年人职业技能培训、老年人陪伴等相关服务。

居家康复服务强调以生活自理能力训练为重点内容，改变了传统的以提高肌力、关节活动度为目的的训练，以使服务对象能够坐、站、行走、穿衣、吃饭、洗漱等为目标，并在服务中增加了残疾人所需要的陪伴、护理、外出、参与社区活动、营养及健康指导等内容。

对于残疾人居家康复服务的确定,可以根据残疾人的具体情况、需求迫切程度、服务提供能力等,制订个体服务计划,分步开展,有序进行。

### 4. 做好患者的基本健康评估和康复效果监督工作

① 动态掌握残疾人健康状况和康复需求。

② 做好辖区残疾人服务随访工作,对健康干预和康复服务效果进行评估。

③ 对健康评估结果和康复效果进行总结,提出下一步健康管理和康复服务的方案。

④ 管理健康档案,及时填写相关内容。

## 五、家庭医生康复服务的内容

### 1. 常见病及多发病诊治

① 高血压、糖尿病:提供一年 4 次面对面随访。每次为残疾人提供随访服务时,应关注其运动、饮食、吸烟、饮酒、睡眠等生活方式存在的问题,以及血压、血糖、体重指数、血脂指标等的变化。应随时调整药物及非药物治疗方案,督促指导残疾人进行适宜的康复训练。

② 冠心病、脑卒中:进行膳食、有氧运动、控制体重、

戒烟限酒指导，遵照疾病诊疗指南开展二级、三级预防，引导残疾人进行康复训练。

③ 骨质疏松症：根据残疾人的身体情况，为其设计个性化的运动方案，注意运动时的安全保护，防止意外发生。鼓励不能行走的残疾人每天适量站立和进行日晒。

### 2. 基本公共卫生服务

① 遵照国家基本公共卫生服务规范的要求，根据年龄、性别、现患疾病等情况，将残疾人及残疾儿童分别纳入0～6岁儿童、孕产妇、老年人、高血压患者、糖尿病患者、严重精神障碍患者、肺结核患者等相应的人群进行健康管理，提供各项服务。

② 在为儿童提供健康管理时，应辨别儿童出现的各种异常情况，对疑似残疾儿童，应及时转诊到专业医疗机构进行筛查和疾病诊断，并将有康复需求的儿童转介到相关康复机构进行康复评估、训练、治疗，预防或减少致残性疾病和伤害的发生。

### 3. 优先门诊及转诊

① 在门诊挂号、接诊、化验、检查、治疗、收费、取药等服务过程中，优先为残疾人提供服务。有条件的机构可开展预约就诊、提供轮椅等服务，以方便残疾人就诊，缩短其等待时间。

② 需要转诊时，认真填写转诊单，尽可能帮助残疾人联系好上级医疗卫生机构，并及时对转诊结果进行随访。

4. 转介服务

① 梳理签约残疾人康复需求信息，协调社区（村）康复协调员，根据本地残疾人康复服务流程，转介至康复机构。

② 在康复服务完成后，协助康复机构通知社区（村）康复协调员将残疾人转回到基层医疗卫生机构继续提供服务。

5. 延伸服务

① 指导残疾人家庭进行无障碍改造，如在残疾人经常活动的地方加装扶手、居室物品的摆放便于残疾人使用、厕所进行无障碍改造等。

② 将残疾预防的相关内容纳入社区健康教育计划中，一方面提高辖区居民的相关知识水平，减少残疾的发生，另一方面使居民对残疾人有正确的认识，给予残疾人更多的关爱与照顾，让残疾人更好地融入社区。

③ 定期到社区康复机构为残疾人提供咨询、义诊、健康教育等服务。

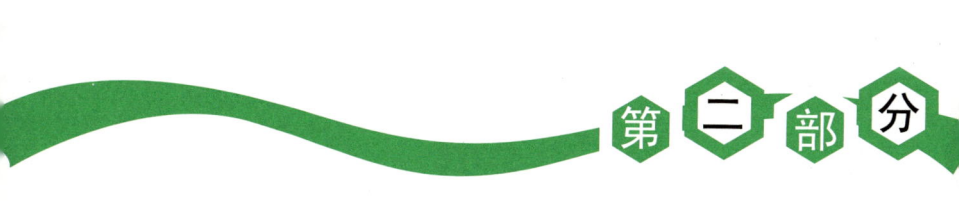

# 第二部分

## 操作实践

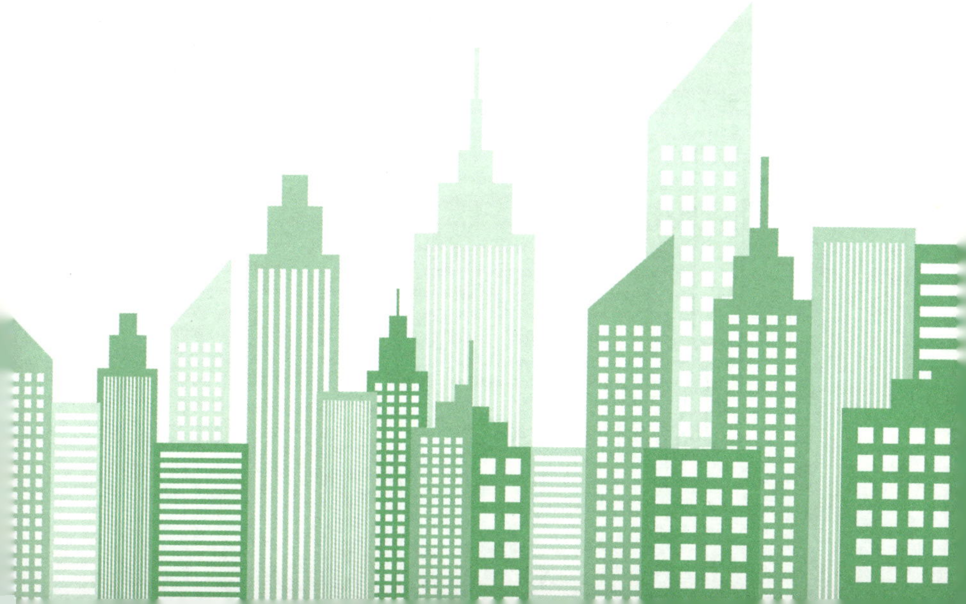

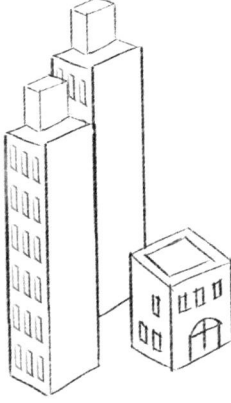

# 第三章　视力障碍的康复

对于视力残疾，除了应及时诊断和医治眼病之外，还要强调早期开发和训练视觉功能。只要不是进行性发展的眼病，人的视力发展大都符合"用进废退"原则。

## 一、导致儿童视力障碍的原因

① 遗传，如先天遗传性眼病。

② 眼病，如角膜病、屈光不正、弱视、先天性白内障、视网膜病变等。

③ 外伤，如物理性伤害、化学性伤害等。

## 二、儿童视力障碍的早期发现与预防

### 1. 干预的意义

① 时间长：按患病年数计算，5 岁时患病，活到 80 岁，患病年数为 75 年；70 岁时患病，活到 80 岁，患病年数为 10 年。由此可见，视力残疾儿童患有视力残疾的年数比其他年龄长很多，对本人、家庭及社会的影响更严重。

② 影响大：儿童处于生长发育阶段，视力残疾会给他的身心发展带来巨大影响，必须加以控制。

③ 有成效：有一部分眼病，如先天性白内障，通过早期治疗是可以获得有效视力的，应给予重视。

### 2. 早期发现

① 婴幼儿时期出现下列明显症状：眼睛呈凝视状态，视线不追随人或物。

② 幼年时期出现下列明显症状：固定视物，无法进行目光交流；眼球颤动；斜视；眼球过大或过小；瞳孔发白；畏光、流泪；经常揉、挤、按压眼睛；看东西时眼睛距离很近，好像"用鼻子看"；看东西时歪头；只固定地用一只眼睛视物等。

### 3. 早期预防

① 检查：分别在儿童出生时、6个月、1岁、2岁、3岁、4岁及5岁时进行。人的眼球及其功能在出生时发育尚不够完善，到四五岁时，眼球在解剖结构及功能上已较完善，与成人基本相同。在5岁之前定期检查，早发现，早防治，预后较好。

② 优生优育：远视和散光多与先天因素有关，只能通过优生优育加以预防。

③ 改善视觉环境：近视的病因有遗传和环境两种，防

治的重点是改善视觉环境，如合理采光、提高对比度，以及养成良好的用眼习惯等。

④ 防止感染及外伤：角膜病的预防应从注意用眼卫生、防止各类外伤着手。

## 三、儿童视力障碍康复的主要内容

### 1. 低视力儿童

① 追光。让患儿看手电筒的亮光，这是初期训练患儿视觉的最佳方法。

② 找玩具、识环境。在患儿 1 岁左右，能爬、站立及行走时，把玩具放在他周围，让他观察、寻找，并且逐步让他注意周围的事物，如人物、家具等。

③ 辨目标。在患儿 2～3 岁时，让他学习辨别目标。在此期间儿童的说话能力得到发展，应该向他说明目标的名称及特点，着重讲明直线、曲线、点及角等。

④ 看图及描图。开始时看简单的单色图，背景与图的对比要强烈；图应大一些，以后渐渐变小，直到患儿刚刚看到为止。当患儿能看清并说出图的名称以后，就让他练习描图。应从简单到复杂，直到患儿无法描绘为止。

⑤ 练习视觉分类。让患儿认识并区别所看到的目标。患儿应练习根据目标颜色、大小、长短、应用或事情发生的先后顺序来分类。

⑥ 较高级视觉训练，包括视觉记忆、视觉终止、视觉联合及视觉组织的训练。在患儿看到的目标形成视觉印象后，可进行视觉记忆训练，目的是将看到的不完整目标，通过视觉记忆组织成一个完整目标。这种训练是通过一些智力测验玩具（如"七巧板"）来完成的。

对于视力损害严重的儿童，在进入学校学习以前，必须着重进行较高级视觉训练，因为这种训练也是在为阅读课本做准备。许多人认为，视力损害严重的儿童不能阅读，因为他看不清书本上的字，而事实上这种看法不一定正确，因为在许多情况下他能看到字，只是由于他视觉分辨能力差，视觉技能不完善，影响了他的阅读能力。

在训练患儿视觉时，应该使用语言，即用患儿的听觉来帮助他的视觉，或让患儿用手去接触他所看到的目标，即用患儿的触觉来帮助他的视觉，这样可使大脑将视觉与其他感觉传来的信息进行综合，促进视觉识别能力的发展，提高视觉效率。

### 2. 盲童

盲童在婴幼儿期应在家庭给予干预和引导，3岁以后方可到特教学校的幼儿园接受规范的早期教育和能力训练。

（1）3岁以内盲童家庭干预康复

① 进食：教盲童使用餐具的技巧，学会把食物送进嘴

里、咀嚼等动作。

② 穿脱衣物：告诉盲童衣物的名称、颜色，教盲童区分衣物的前后左右上下及穿脱衣物的动作等。

③ 整理个人卫生：教盲童学会洗手、刷牙、梳头、洗澡等基本技能。为了帮助盲童识别自己的洗漱用品，可为其选购与其他家庭成员不同质地、大小的洗漱用品，或通过不同标记来区分。教盲童每次都将东西放回原来的位置，以便自己能拿到，而不需要别人的帮助。

④ 睡眠和作息：为盲童合理安排一日作息，可以利用实物日程表帮助盲童安排一日作息。

⑤ 管理自己的衣物：教盲童先根据季节、再根据类型对自己的衣物进行分类，分别放在固定位置，或者将可搭配成套的衣物放置在一起。

⑥ 管理自己的玩具：教盲童分类放置自己的玩具，每次使用后都将玩具放回原来的位置，以便自己能拿到，而不需要别人的帮助。

⑦ 管理其他物品：为盲童提供大量练习取出物品并放回原处的机会，指导盲童记得每件物品放置的地方。为家中的储物柜贴上有触感的标签，帮助盲童学会将每件物品放回正确的地方。

⑧ 生活环境中的安全自护教育：包括进餐、睡眠、行走、药物、防触电及开关门等对自然环境和主体感觉方面

变化（或异常情况）的感知与处理。

⑨ 意外事故中的安全自护教育：包括车祸、火灾、地震等对社会环境中不安全因素和危险处境的认识与应对。

（2）3~6岁盲童的康复服务

① 定向行走能力训练：明眼人向导法，由明眼人来引导行走；独立行走法，在不借助任何工具及他人帮助的情况下独立行走；盲杖法，使用盲杖辅助行走。

② 阅读与书写能力训练：全盲的儿童可使用有声读物和盲文学习一定的文化课，为阅读和书写奠定基础。

③ 生活技能训练：从日常生活中易掌握的穿衣、喝水、进餐等具体训练开始。

（3）7岁以上盲童的康复服务

① 在3~6岁时接受规范训练的基础上，继续进行盲人定向行走训练，使用盲杖等助行器具出行。

② 学习掌握盲人使用的助学等器具，使用盲文学习文化知识和现代科学技术。

### 3. 儿童其他感觉训练

（1）听觉训练

① 盲童：一个全盲婴儿可以用声音与他交流并使他产生依附感，借以代替正常视觉儿童"看"到人的面部表情；在出生后前几个月，可以把小铃铛或其他产生柔和声音的

玩具放在婴儿周围，让他学习听声；在出生后4～6个月，他有可能对特殊声音发生反应，如微笑、转头等，表示他已听到这些声音，此期可出现耳－手协调动作。

② 低视力患儿：必须大量依靠听觉的帮助，如远处的目标，患儿既看不到也摸不到，只能靠听觉来分辨信息。

③ 在幼年时丧失视力的儿童：也需增强听觉的敏感性，将声音信息与以前获得的视觉信息结合起来，以提高独立活动的能力。

（2）触觉或触－运动知觉训练

① 盲童：手及身体其他部分能够从推、拉、抓、摩擦及举起等动作中获得外界信息。例如，手指可以提供非常精细的感觉，其准确程度甚至超过视觉。因此，常有人说手是盲人的"眼睛"，许多盲人是通过触觉从外界获得大量信息。舌及唇部是身体中神经末梢最为丰富之处，曾有人用舌尖成功地"阅读"盲文。

② 低视力患儿：手及身体其他部分能够从推、拉、抓、摩擦及举起等动作中获得外界信息，所有的感觉互相联合，可提供完整、可靠的信息，使患儿得到一个更为完整的概念。

（3）嗅觉及味觉训练

① 训练嗅各种气味，并知道气味的来源及含义。如闻到汽油味可能是离停车场、加油站近了；闻到臭味可能是离厕所近了等。

② 训练品尝各种食物的味道,形成对各种食物的认知。

## 四、导致成人视力障碍的原因

① 眼病,如白内障、角膜病、青光眼、老年性黄斑变性、糖尿病视网膜病变等。

② 外伤,如机械性伤害(钝挫伤、穿通伤、眼内异物)、物理性伤害(热、低温、紫外线、红外线、微波、激光电离辐射等)或化学性伤害等。

## 五、成人视力障碍的早期发现与预防

### 1. 干预的意义

① 充分利用残余视力,尽可能恢复阅读、书写能力,以提高生活质量。

② 恢复或提高独立生活能力,减轻家属的负担。

### 2. 早期发现

① 看东西模糊不清,看远处的物体困难。

② 观察事物细节或阅读小字有困难。

③ 对眩光的敏感性增强,怕强光。

④ 看东西时需要更多光线,否则看不清楚。

⑤ 做费眼的事情时兴趣短暂或易头疼及疲劳。

⑥ 主要借助触摸或听觉来辨识新事物。

### 3. 早期预防

① 预防眼病：加强排查，早发现，早治疗，如排查青光眼高风险人群（年龄40岁以上，有家族史，长期使用激素，经常有不明原因眼胀、眼疲劳，有糖尿病，高度近视或远视）；预防角膜病等。

② 预防外伤：加强宣传教育，对工农业生产、日常生活及体育运动中能造成眼外伤的危险因素进行防范，如电焊时戴防护眼镜、帽盔或防护盾；禁止斗殴、乱射弹弓、乱投石子、乱放烟花爆竹等。

## 六、成人视力障碍康复的主要内容

### 1. 低视力者

*（1）应用助视器*

① 远用助视器：常用的有眼镜式双眼或手持单筒及卡式单筒可调焦式望远镜。

② 近用助视器：常用的有普通眼镜助视器、手持放大镜、立式放大镜、近用望远镜等。

*（2）改善环境*

① 照明：对于客厅、卧室、浴室、厨房、楼梯的照明，都必须根据实际需要予以配置。

② 陈设：房间内的陈设必须简单、整洁、对比度好。

③ 地面：小的台阶、不防滑的地面均应摒弃；地上不

可有玩具、鞋、小板凳等障碍物，以免绊倒。

④ 有序放置室内一切物品：衣服、药品、厨房内的调味品和餐具等均应有序放置，以便容易寻找。

（3）生活自理能力训练

① 使用电话：用触摸式大字数码电话（电话数码上有放大装置，为光学助视器）；用大字体的电话号码本。

② 书写：所用的横格纸，横格的线条要粗且黑，与白纸的对比度要高。

③ 阅读：向图书馆借阅大字版印刷品及有声读物。

④ 辨认钱币：借助触觉或放大镜帮助辨认钱币。

⑤ 厨具及家用电器的使用：煤气灶、烤炉等的开关都要有凸起的标志，或用大字标明。

⑥ 药物的使用：常用药物放在固定位置，用大字标明。

⑦ 缝纫及编织：使用穿线器；在使用胸挂式放大镜下缝纫及编织毛衣等。

⑧ 业余活动：使用大字扑克牌、各种特制的棋类、带声响的球及钓鱼竿等。

（4）注意事项

① 了解低视力者的健康情况，尤应注意有无神经系统疾患、关节炎等，这些都可能影响其使用助视器，尤其是手持助视器。

② 除了对眼病做出正确的诊断以外，更应注意视野的

改变，因视野损害比视力损害更难使用助视器。

③ 了解低视力者的阅读能力。

④ 了解低视力者的独立活动能力。

⑤ 了解低视力者的习惯与爱好等。

### 2. 盲人

① 定向行走训练：导盲随行、独立行走、使用盲杖。

② 听觉训练：盲人行走的前提是定向，而定向的基础是感觉。感觉训练是定向行走训练的基础，而听觉是一种重要的感觉。

③ 触觉训练：触觉感受器呈点状分布于全身，最敏感的部位是嘴唇、指尖、舌尖、手掌和脚掌。通过触觉可认识、区别和判断事物。例如，在学习中，以手代目进行阅读；在日常生活中，凭触觉寻找所需物品；在一定的环境中，利用触觉定向；在工作中，利用触觉进行各种劳动。

④ 嗅觉训练：嗅觉能感知一定距离的事物，在盲人的学习、生活和行走等方面都具有重大意义。

# 第四章　听力障碍的康复

## 一、导致儿童听力障碍的原因

### 1. 导致先天性听力障碍的原因

① 遗传：先天性听力障碍中约一半与遗传有关。

② 疾病：宫内感染、孕妇患甲状腺功能低下等疾病或使用耳毒性药物以及接触放射性物质等；新生儿黄疸、新生儿溶血病、新生儿窒息等。

### 2. 导致后天性听力障碍的原因

① 疾病：传染性疾病，如脑脊髓膜炎、猩红热、白喉、伤寒、斑疹伤寒、风疹、流行性感冒和腮腺炎、麻疹、水痘等；非传染性疾病，如中耳炎等。

② 药物：已知的有耳毒性的药物达上百种，其中应用最广泛的是氨基糖苷类抗生素。

③ 外伤：儿童脑外伤占全身机械性外伤的首位，极易引起感音神经性听力障碍。

④ 环境：长期暴露在高噪声环境下而不采取任何防护措施会导致永久性听力障碍。

⑤ 遗传：部分后天性听力障碍与遗传因素密切相关，如人体携带突变的线粒体 12S rRNA 基因，使用氨基糖苷类药物就极易导致听力障碍。

## 二、儿童听力障碍的早期发现与预防

### 1. 早期发现

"早发现、早诊断、早干预"是确保听障儿童康复成效的重要原则。婴幼儿处于生命发展的关键期，早干预能够帮助听障儿童尽早接受声音的刺激，发展听觉能力，按照正常发展模式学习言语、语言，为儿童认知、情感等多方面的健康发展奠定基础。

① 新生儿听力筛查：新生儿在 2~3 天时接受耳声发射初筛，未通过者于 42 天体检时进行双耳复筛，仍未通过者在 3 月龄内转诊至指定的听力诊断中心进行听力诊断。

② 日常健康检查：出生时通过听力筛查的儿童，在生长发育的各个阶段仍有可能出现听力损失。国家《儿童耳及听力保健技术规范》规定，儿童在通过新生儿期听力筛查之后，在健康检查的同时也要进行耳及听力保健，其中 6、12、24 和 36 月龄为听力筛查的重点年龄。

③ 日常生活观察：发现儿童有拍打、抓耳部等动作，或有耳痒、耳流脓等症状，或对声音反应迟钝，或语言发育迟缓等，应尽快到医院检查听力；耳鸣可伴随听力下降，

若儿童主诉"耳朵嗡嗡响",家长应予以重视,及时到专科医院进行全面评估、诊断和干预。

## 2. 早期预防

### (1) 孕前和孕期的预防

① 孕前检查:有耳聋或耳聋家族史的夫妇,或曾生育过听力障碍患儿的夫妇,应尽量在孕前进行遗传咨询及相关检测。

② 孕早期:预防病毒感染,特别是风疹、巨细胞或单纯疱疹等病毒感染。

③ 孕期:进行基因检测可了解胎儿是否患有听力障碍或携带耳聋基因;孕期耳毒性药物的使用、孕妇糖尿病或甲低等均可损害胎儿的听力。

### (2) 婴幼儿期的预防

① 预防疾病:尽可能减少中耳炎等疾病的发生,婴幼儿分泌性中耳炎发病率较高,反复发作可导致听力损失。

② 正确喂养:防止呛奶,防止洗澡或游泳时呛水和外耳进水。

③ 加强锻炼:提高婴幼儿体质,减少脑膜炎、流行性腮腺炎等病毒感染性疾病所致的听力损失。

④ 预防外伤:防止儿童头部外伤。

⑤ 创造环境:创造舒适的喂养环境,减少娱乐噪声。

⑥ 科学用药：谨慎使用耳毒性药物。

## 三、儿童听力障碍康复的主要内容

### 1. 不同听力障碍康复的方法

① 先天性听力障碍是语前听力障碍，发生在儿童言语能力形成前，比语后听力障碍对儿童言语、语言能力发展的损害要严重很多，其康复难度很大，需要综合干预。

② 传导性听力障碍常为轻、中度，通过药物、外科手术等临床方法多可治愈。

③ 感音神经性听力障碍大多不能通过临床方法治愈，必须借助助听器、人工耳蜗等补偿或重建听力。

### 2. 儿童听力障碍康复的主要措施

① 听力测试：包括主观测听、客观测听等听力学评估。目的是确定听障儿童听力损失的性质、程度等。

② 听力诊断：包括听力损失的性质、程度、原因等。要进行详细的病史调查、全面的发育评估、必要的影像学检查和遗传学检查等。

③ 听力解决方案的制订：根据听力障碍的性质、程度、原因制订不同的治疗或干预方案，包括转诊至医院实施治疗性干预，或者借助助听设备实施补偿性干预，并为听障儿童及家长提供听力语言康复的咨询、指导。

④ 助听设备的选择、验配及调试：助听设备主要包括助听器、人工耳蜗两类，需要由专科医院、听力中心或有资质的机构提供专业服务。

⑤ 助听效果评估：听障儿童选配助听器或植入人工耳蜗后，需要进行助听效果评估，了解设备能否达到听力补偿或重建的要求、听障儿童使用助听设备后聆听声音及理解言语的情况有何变化。

⑥ 听能管理：听力师、康复教师、家长共同对听障儿童的助听状况、所处的声学环境进行动态观察、评估和调整，包括对听障儿童聆听行为的观察与引导、助听设备的正确使用、保养、维护，以及聆听环境的调整和改善等。

⑦ 听觉言语康复：针对听障儿童在听觉、言语技能等方面发展的不足，采用"一对一"教学或小组教学等方式进行听觉言语康复，同时也要求家长创造机会帮助听障儿童在生活中运用听觉言语技能。

## 四、导致成人听力障碍的原因

① 疾病及用药：如中耳炎或耳毒性药物导致耳聋。
② 噪声性耳聋：噪声可引起听力下降，导致噪声性耳聋。
③ 突发性耳聋：简称突聋，又称暴聋，指突然发生原因不明的一种感音神经性耳聋，其特点是发病时间清楚，可伴有耳鸣和眩晕，除听神经损伤之外，无其他脑神经症

状和体征。

④ 老年性耳聋：主要表现为对语言的分辨能力下降，难以听清别人说话的内容，随着年龄的增长，生理功能退化，听力损失逐渐加重。

## 五、成人听力障碍的早期发现与预防

### 1. 早期发现

① 听不见或听不清楚频率较高的声音，如门铃声、电话铃声、女性或小孩的说话声、用指甲刮玻璃的声音等。

② 在公共场所，如餐厅、音乐厅或超市里，交谈或聆听有困难。

③ 常觉得其他人说话音量低、咬字不清。

④ 常要别人重复讲话才能明白。

⑤ 家人常抱怨你将电视机或收音机音量调得太大。

⑥ 接听电话时常听不清对方说的话。

⑦ 常听不见别人在背后喊自己。

⑧ 在开会或小组讨论时难以跟上别人说的话。

### 2. 早期预防

① 讲究卫生：保持耳部清洁和干燥，防止污水、异物进入外耳道，不随意掏耳朵。

② 预防疾病：积极预防和治疗中耳炎，预防感冒，及

时治疗急性上呼吸道炎症、鼻部及咽部慢性疾病等。

③ 科学用药：尽量避免使用耳毒性药物，如必须使用，一定要遵从医嘱。

④ 远离噪声：接触噪声前应当配备耳塞、耳罩、防声帽等防护用具，尽量减少在噪声下的暴露时间；使用耳塞或耳罩听音乐要注意控制音量和使用时间。

⑤ 保持良好的精神状态：乐观向上、不急不躁。

⑥ 养成良好的生活习惯：养成健康的饮食、生活习惯；经常按摩耳部，促进内耳血液循环；控制高血压、糖尿病、高血脂等慢性病。

## 六、成人听力障碍康复的主要内容

### 1. 成人听力障碍康复的基本原则

① 需求导向：充分考虑听障成人的意愿、工作性质、生活环境，以需求为导向。

② 因人而异：听障成人在社会和家庭中扮演的角色各不相同，康复目标也有很大区别，设定康复目标和实施康复计划时要因人而异。

③ 循序渐进：制订康复计划时尽量细化阶段性康复目标，循序渐进。

④ 多元沟通：听障成人康复的效果评价不能以会说多少个字词句为标准，而要看他掌握了多少与外界交流的技

能，因此，非口语性交流技能的提高同样重要，有些人经过康复，利用唇语或手语等，提高了与他人沟通的能力。

⑤ 鼓励互助：听障成人的康复离不开专业的指导和家人、朋友的支持，创造好的条件和适时的肯定对坚定其康复的决心非常重要，特别是在康复效果与心理预期出现偏差时。因此，鼓励互助应贯穿于整个康复过程。

### 2. 成人听力障碍康复的主要措施

① 听力测试：发现听力下降后及时到医院检查，排除和治疗因中耳引起听力下降的疾病及原因，如耵聍堵塞、中耳发炎等，然后测试听力状况，判断是否选配助听器。

② 助听器及相关辅助器具配置：要在医生和专业人员的指导下选择佩戴助听器；有条件的可选择适用的产品辅助生活，如闪光门铃、振动闹钟、沟通板等。

③ 适应性训练：包括安静环境中的听觉练习、适当加入背景音的听觉练习、模拟日常生活情境下的听觉练习、日常生活情境中的听觉练习等。

④ 心理干预：听力损失造成的沟通障碍可能使患者从原来的社交群中慢慢游离出来，产生郁闷、焦虑、孤独、多疑、易怒等心理问题，其康复需要配合恰当的心理干预，同时需要家人的配合与支持。

# 第五章 肢体功能障碍的康复

## 一、导致肢体功能障碍的原因

我国造成肢体残疾的前十位原因依次为脑血管病、骨关节病、小儿麻痹症、工伤、交通事故、发育畸形、脑性瘫痪、脊髓疾病、感染和地方病。

## 二、肢体功能障碍康复的主要方法

### 1. 物理疗法

一种利用声、光、电、磁、力、冷、热等各种物理因素，针对人体局部或全身性的功能障碍或病变，采用非侵入性、非药物性的治疗来恢复身体原有的生理功能，达到预防或改善患者功能障碍、提高生活质量的专业疗法。

### 2. 运动疗法

一种通过手法或治疗性运动使患者运动功能、感觉功能恢复的专业疗法。

① 关节活动范围训练：利用各种训练以维持正常的关节活动范围或改善因关节周围组织粘连而造成的关节活动

度下降。

② 关节松动术：治疗师在关节活动可动范围内进行的一种针对性很强的手法操作技术，主要治疗因力学因素（非神经性）引起的关节功能障碍。

③ 肌力训练：运用各种训练方法逐步增强肌肉力量和肌肉耐力，改善肢体运动功能。肌力训练同时具有预防各种骨关节疾病、术后肌肉萎缩及促进术后肌肉功能恢复的作用。

④ 平衡训练：训练身体处于平衡状态、不会跌倒的能力。平衡分为静态平衡和动态平衡。静态平衡指无外力作用下自身可以控制在稳定状态；动态平衡指身体在运动过程中维持稳定，或者有外力作用破坏了原有稳定时，通过调节身体姿势重新获得稳定。

⑤ 协调训练：指利用身体残存部分的感觉系统以及视觉、听觉和触觉来控制身体的随意运动的训练，需要集中注意力并反复训练。

⑥ 神经肌肉易化技术：又称神经生理学疗法或神经发育学疗法。这是一类改善脑组织病损后，发生肢体运动功能障碍的治疗技术，是根据神经生理学与神经发育学的原理和规律，利用各种方式刺激运动通路上的神经元，调节其兴奋性，以获得正确的运动控制能力的康复治疗方法。

### 3. 作业疗法

一种通过具有某种目的的作业和活动来促进患者健康生活的专业疗法。

① 作业疗法的目的：通过促进患者必需的日常生活能力训练，发展、恢复或维持其功能，预防残疾。

② 作业疗法的应用：广泛应用于神经系统疾病（如脑卒中、颅脑外伤、脊髓损伤、脊髓炎、中枢神经退行性病变、周围神经伤病、老年痴呆、老年性认知功能减退等）、骨关节疾病（如骨折、骨关节损伤后遗症、手外伤、截肢、断肢断指再植手术、人工关节置换术后、骨性关节病、肩周炎、强直性脊柱炎、类风湿性关节炎等）。

③ 作业疗法的分类：分为减轻疼痛、增强肌力、增强耐力、增强协调能力、改善关节活动范围五类。

④ 作业疗法的内容：日常生活，如自我照料（进食、如厕、更衣、基本的起居转移、洗漱与化妆等）、家务劳动（烹调、洗涤与清洁等）、日常养生健身活动，以及职业技能训练、社会交往、艺术活动等。

## 三、常见肢体功能障碍的康复

### 1. 偏瘫的康复服务

（1）偏瘫者的常见情况

① 由于受医疗条件限制，尤其在农村地区，针对脑血

管意外出现的症状，大部分只是采取吃药、输液、针灸或按摩的方式治疗，而耽误了最佳康复治疗期。

② 一些偏瘫者和家属对功能恢复缺乏信心，不能积极进行康复训练，使得偏瘫者长期卧床或者以异常姿势长时间保持坐位，或走路姿势异常，导致患侧出现上肢屈曲挛缩，甚至患侧废用的情况。

③ 偏瘫者往往自理能力下降或者完全依靠家人。

(2) 偏瘫者的康复服务

大部分偏瘫者通过康复训练、充分发挥健侧肢体功能、使用相应的辅助器具，可以下地行走和独立完成日常生活活动（有认知障碍、软瘫或治疗延误的情况除外）。

① 偏瘫急性期（通常指发病一周）要注意床上肢体摆放，避免引发肌肉痉挛或痉挛加重。

② 偏瘫恢复期（通常指发病一周至6个月）应该经常性、持久性地进行功能康复训练，结合居家环境，逐步提高坐位平衡、站立平衡、步行能力以及各种日常活动能力等，减轻他人依赖。

③ 为了提高偏瘫者日常生活自理能力，减轻家人负担，应进行家庭环境改造和使用辅具，如在偏瘫者经常活动的地方增加扶手、居室物品摆放得便于偏瘫者使用等。

④ 心理支持对于偏瘫者和家属都很重要，特别是对于伴有交流障碍的偏瘫者，可以通过社区活动、更多的社会

交往，使其保持良好心理状态。

### 2. 脊髓损伤的康复服务

（1）脊髓损伤者的常见情况

① 由于活动受限、感觉缺失和缺乏正确的认识，大部分脊髓损伤者都伴有轻重不同的并发症，如褥疮、肺部感染、泌尿系统感染、骨质疏松、肢体挛缩变形等。

② 一些患者的残存功能没有得到发挥和使用，即使位置不是很高的瘫痪也长期卧床，生活不能自理。

③ 大部分脊髓损伤者受伤后家庭经济受到影响；部分脊髓损伤者自暴自弃，情绪比较悲观和低落。

（2）脊髓损伤者的康复服务

① 做好基础护理工作，如皮肤护理、大小便管理等，尽量减少褥疮等并发症的发生，同时培训脊髓损伤者自我管理，使其掌握相关知识和技巧。

② 指导脊髓损伤者进行残存肌力训练、坐位平衡能力训练、驱动轮椅训练以及生活自理能力训练。适当的环境改造，如床上方和床头安装吊绳、卫生间墙壁安装扶手等，便于脊髓损伤者自己翻身、转移，可以大大提高其生活自理能力和拓展其活动范围。

③ 脊髓损伤后，多数患者会出现各种不同程度的心理问题，表现为痛苦、暴躁、愤怒、悲观等。应该根据脊髓

损伤者的实际情况制订切实可行的心理治疗计划，包括个别、集体、家庭和行为治疗多种计划。

④ 充分利用脊髓损伤者的现存功能，从个人意愿和需要出发，引导其参加更多职业培训和社会活动。

⑤ 鼓励并帮助脊髓损伤者外出，参与社区活动和互助小组活动。脊髓损伤者多为青壮年，有些人受过良好的教育，有些人有着技术专长，应充分发挥其智力资源，为社会做贡献。

### 3. 脑瘫的康复服务

#### （1）脑瘫儿童的常见情况

① 由于脑瘫儿童家长对脑瘫的认识存在偏差，总希望将脑瘫治愈，致使很多患儿错过了早期康复的机会。许多家长把精力和金钱花在给患儿看病、吃药、打针上，甚至不惜花巨资做手术，以求立刻解决患儿的所有问题。

② 由于脑瘫儿童家长缺乏相关的康复知识和方法，许多患儿不是长时间被抱着，就是躺在床上或是以不良的姿势坐在某个地方而导致关节挛缩和畸形。

③ 由于脑瘫儿童家长对患儿过度保护或者对患儿的能力认识不到位，只看见患儿的问题和困难，致使患儿一方面迟迟没有学会自我照顾的技巧，另一方面产生了自卑心理和依赖习惯。

④ 由于肌肉痉挛、动作不协调，导致患儿进食和吞咽

困难，严重的可能出现营养不良。小的患儿可能会因为吞咽异常，食物误入肺部而引起肺部感染。

⑤ 家长把过多的精力和期望放在如何帮助孩子行走上，而忽略了脑瘫儿童自理能力的培养和成长的阶段性需要，如上学等。

⑥ 部分脑瘫儿童伴有癫痫，但因为医疗和经济条件的限制，癫痫得不到很好的控制，从而影响其康复训练和日常生活。

（2）脑瘫儿童的康复服务

① 加强知识普及，使家长对脑瘫有正确的认识。脑瘫是任何手术或者药物都不能治愈的。在关注儿童障碍的同时，也要看到其潜能，通过及时、科学的康复训练和适配辅助器具等措施，功能是可以提高的。

② 根据儿童的发育特点，家长与医生、治疗师、特教老师等密切配合，将医疗康复与教育康复紧密结合起来。

③ 用正确的姿势抱儿童，抑制异常姿势，使其处于正确的坐位和卧位，并经常促进或帮助他变换姿势。

④ 通过玩耍，给脑瘫儿童主动运动的机会，如翻身、坐起、伸手拿玩具等。

⑤ 有意识地提高脑瘫儿童的生活自理能力，如教他自己吃饭、穿衣等。

⑥ 鼓励脑瘫儿童主动与人交流。给他与其他同龄儿童

一样的机会,如与其他儿童一起玩、上幼儿园、上学等。

⑦ 家长要学习一些康复训练的方法,在家里帮助儿童进行一些功能锻炼。

⑧ 合适的辅具和特殊家具可以帮助儿童,如矫姿椅、粗柄勺、握笔器、自制的家庭训练双杠等。

⑨ 有癫痫的儿童需要及时治疗、定时服药,并且家长还要学会癫痫发作时照顾患儿的方法。

(3)脑瘫儿童的日常摆位和生活起居技巧

在日常生活中,应注意以下细节(图5-1~图5-9)。

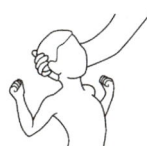

图5-1 儿童头后仰的时候请不要用手扶住头后面,这只会强化其异常的伸肌运动

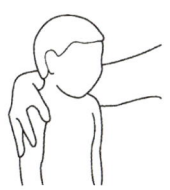
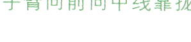

图5-2 想要抑制儿童胳膊和颈部反张,可用一只手臂绕过其肩膀搂住他向下用力,这样会使其头颈屈曲,手臂向前向中线靠拢

图5-3 稳稳地扶着儿童的上端手臂,向下前方拉肩膀,这样可以稳定肩胛骨,帮助他向中线低头和收下巴

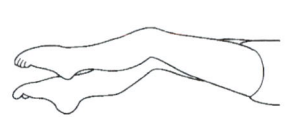 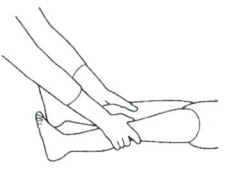

图 5-4 肌张力过高和僵硬的儿童在躺卧时典型的髋部和腿部伸展姿势

图 5-5 双手握住膝关节上方或下方，缓缓分开双腿，腿部的伸展外旋会诱发下肢外展及足部的背屈

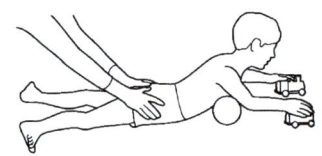

图 5-6 让儿童趴在滚筒上，如果儿童在控制手臂姿势上有困难，可以把双手放置在儿童的盆骨两侧，鼓励其躯干和头部伸展

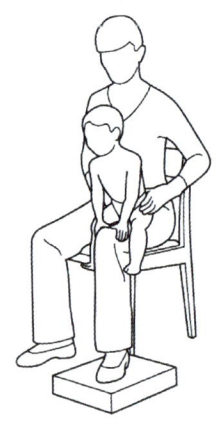

图 5-7 让儿童稳定坐住的方法之一——"骑大马"

## 第五章 肢体功能障碍的康复

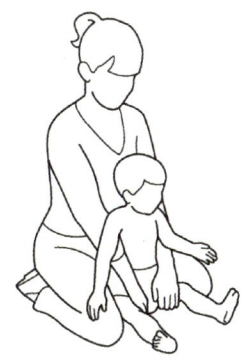

图 5-8　想让肌张力高的儿童长时间坐在地上,最好不要让他坐在地上然后试图拉住他,让他屈曲臀部而坐好。把他往你的方向拉,坐在你的双腿之间,用胳膊收住他的肩部,用你的身体使他前倾,这样保证他的重心落在座位基地面,以让他双腿分开外旋

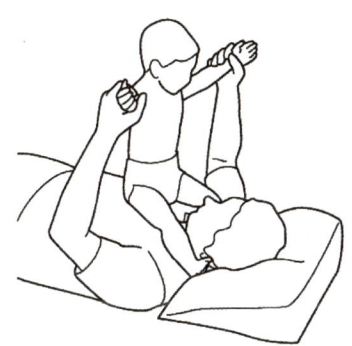

图 5-9　让儿童坐在你的胸上,帮助他将背部伸展,臀部微微前倾,你用结实的双手稳稳地拉住他的腕部,保持胳膊伸直,腕部外展外旋,向不同方向开飞机,锻炼他的各种运动能力

(4) 睡觉

试着让白天和晚上的情境有明显的不同,以协助儿童理解昼夜的差别。脑瘫儿童在睡觉时也要注重对姿势的管理。

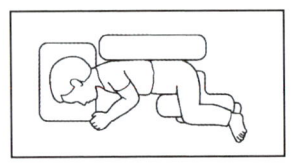

图 5-10 正确的侧卧姿势,使用垫子及枕头放置在儿童两腿之间以保证他分开腿,同时后背靠好

(5)进食

进食技能涉及身体的多个系统,需要多个专业人士的介入,如医生、语言治疗师和作业治疗师。

① 可以这样支持协调性差的脑瘫儿童(图 5-11、图 5-12)。

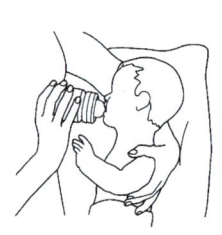

图 5-11 侧卧

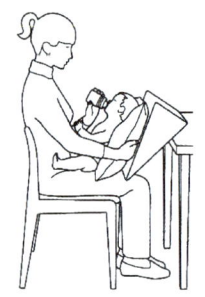

图 5-12 面朝护理者

② 对儿童颌骨的额外支持,可以帮助舌头更好地咀嚼固体食物(图 5-13、图 5-14)。

第五章 肢体功能障碍的康复

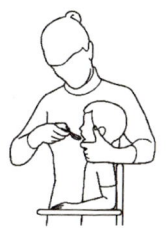

图 5-13 从侧面支撑下巴

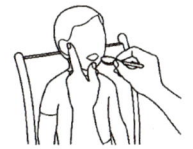

图 5-14 从正面支撑下巴

③ 通常在 18 个月时，儿童能够独立地用勺子进食，但这可能依赖于适当的座椅或站立架。桌子的高度应该让儿童的手肘得到支撑，将勺子喂进嘴里（图 5-15）。对于在抓握和精细操作上有困难的儿童，可以给他提供特定的勺子或由作业治疗师协助寻求特定的进食方法。

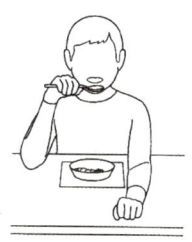

图 5-15 使用一只手支撑桌子自己进食

（6）抱起和移动

有痉挛的脑瘫儿童，腰部以下很难被弯曲。张力低下和不随意运动的儿童也有同样的困难。

① 拥抱反张病理模式的儿童（图 5-16）。

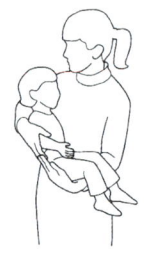

图 5-16　拥抱盆骨部位伸展模式的儿童

② 拥抱屈曲模式的儿童（图 5-17、图 5-18）。

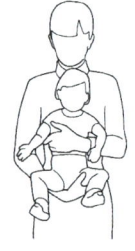 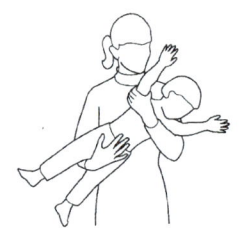

图 5-17　儿童背对护理者的环抱　　图 5-18　拥抱年龄稍大的中度痉挛的儿童

③ 抱起张力变化型的儿童（图 5-19、图 5-20）。

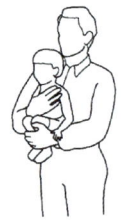 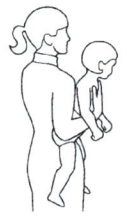

图 5-19　拥抱张力变化型的儿童，在有需要时给予肩胛骨支撑　　图 5-20　拥抱张力变化型的儿童，在有需要时给予盆骨支撑

④ 从婴儿车抱起儿童,见图 5-21。

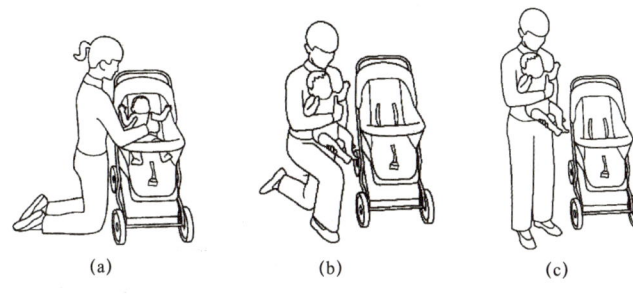

(a)      (b)      (c)

图 5-21　从婴儿车抱起儿童

（7）如厕与沐浴

①训练应该从 2~2.5 岁时开始。一些家长喜欢在暖和的天气开始训练,因为孩子没有穿着过多的衣服。应选择舒适稳定的如厕设备,以确保孩子的安全（图 5-22~图 5-24）。

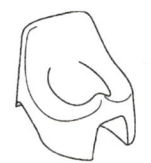     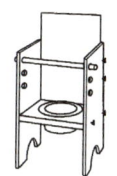

图 5-22　有宽底部和支撑靠背的便盆　　　图 5-23　有安全栏杆的全包围式便盆

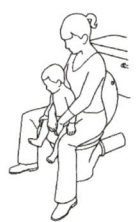

图 5-24　让儿童有支撑并有信心使用马桶的方法之一

② 沐浴（图5-25～图5-27）。

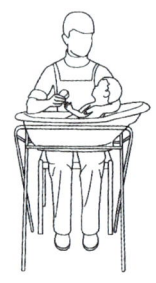

图5-25 有倾斜底部的浴缸并可调节成方便大人使用的高度

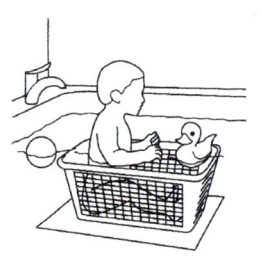

图5-26 儿童坐在塑料衣物篮里，放置在有防滑垫的浴缸里

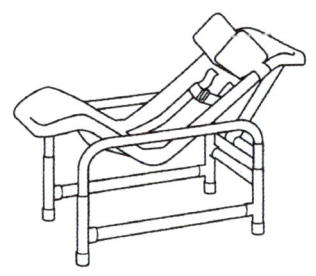

图5-27 倾斜的沐浴椅，给重度没有平衡能力的稍大儿童使用

（8）脱衣与穿衣

① 选择一种姿势，比如躺着、坐着、跪着，或根据儿童的运动技能来安排（图5-28～图5-30）。

第五章 肢体功能障碍的康复

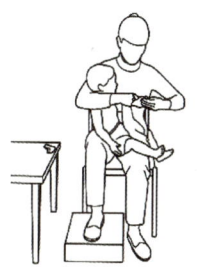 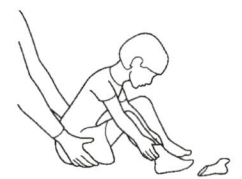

图 5-28 为反张模式的幼儿脱穿衣物　　图 5-29 坐着的时候支撑儿童的臀部

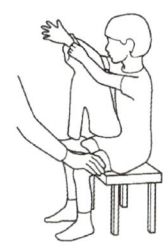

图 5-30 坐在椅子上的时候，支撑儿童的膝盖

② 鼓励儿童努力配合和自行完成脱衣与穿衣动作，自理是变得独立的前提（图 5-31、图 5-32）。

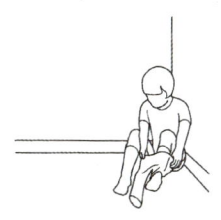 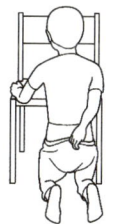

图 5-31 使用角落穿裤子　　图 5-32 跪着扶着椅子穿裤子

（9）交流

① 可将两个及以上的物体放置在一个家长能够看到孩

子的脸的地方。物体可以被命名，孩子可以看他想要的东西（图 5-33）。

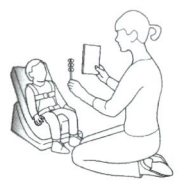

图 5-33　提供选择："你想要书还是铃铛？"

② 使用专用书（图 5-34）或特殊开关、相应辅具（图 5-35、图 5-36）。

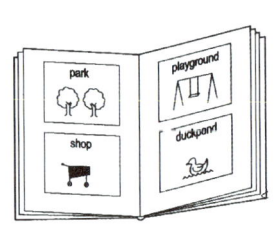

图 5-34　提供可选择的想去地点的图表

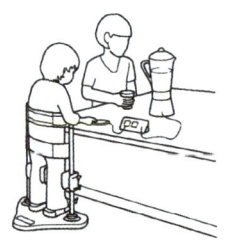

图 5-35　通过开关和辅具来操作搅拌机的儿童

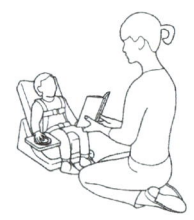

图 5-36　按按钮发出一段声音信息。妈妈："然后大灰狼说……"孩子："我要用力吹气，把你的房子吹倒。"

（10）玩耍和休闲

① 确保有良好的底基（图5-37～图5-44）。

② 根据儿童的能力发展程度来选择合适的玩具。

③ 注意他的偏好，允许他自行选择感兴趣的玩具。

④ 让儿童以自己的节奏自主探索，只在有需要的时候提供帮助（图5-45、图5-46）。

⑤ 利用身边的简单日常物体，如水、沙子等（图5-47、图5-48）。

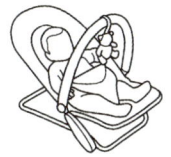

图5-37　能够摸到玩具的婴儿椅

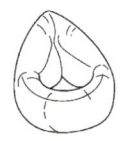

图5-38　三角形的充气椅

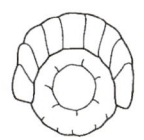

图5-39　一边是硬的圆形充气椅

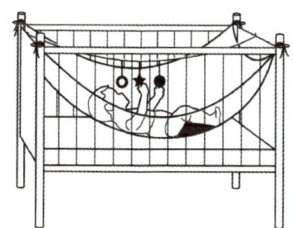

图5-40　将小毯子固定在床的四个角上，让儿童像睡在吊床上一样。这也是常用来打破儿童反张模式的一种方法

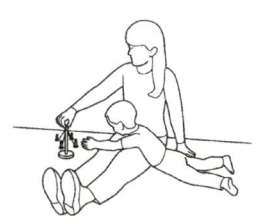

图5-41　母亲用自己的腿支持孩子的肚子，让孩子更容易活动躯干和上肢

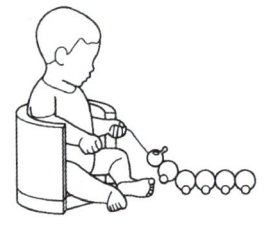

图 5-42　圆筒椅子

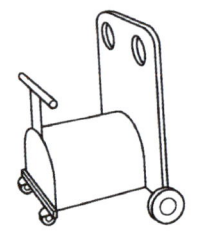

图 5-43　带滚轮的椅子

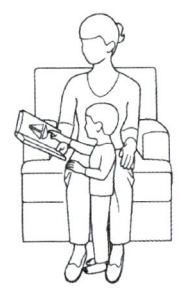

图 5-44　儿童站着，母亲的腿部和一只手支撑他以防摔倒

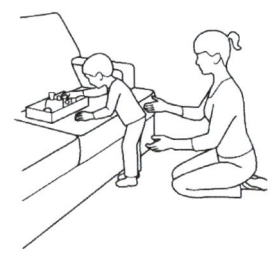

图 5-45　儿童站在沙发旁，一只手玩盒子里的玩具，母亲在后面看着孩子以防摔倒

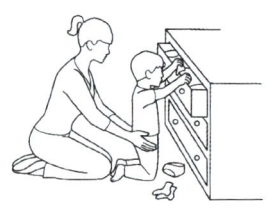

图 5-46　儿童跪着从较低抽屉里取出衣物。母亲支撑他的髋部以防摔倒

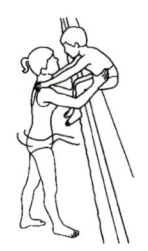 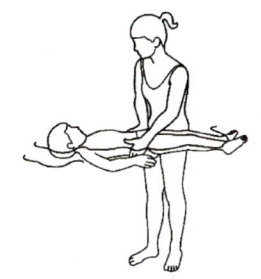

图 5-47 进入游泳池　　图 5-48 扶着仰卧在水面上的孩子

（11）移动辅具

① 安全带很重要（图 5-49），手推婴儿车很常见（图 5-50）。

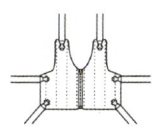 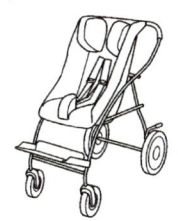

图 5-49 安全带　　图 5-50 给头控较差儿童的折叠式婴儿车

② 当儿童开始尝试自主移动，但控制和平衡能力仍然较差时，可以使用简单的椅子（图 5-51）、助行器（图 5-52）、肘拐（5-图 53）或轮椅（图 5-54）。

移动辅具应挑战孩子的能力，以提高他的独立性和探索能力。

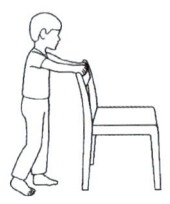

图 5-51 使用椅子帮助骨盆稳定地活动(弯曲)

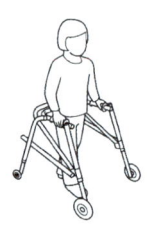

图 5-52 使用助行器行走的儿童

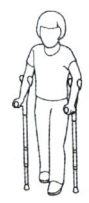

图 5-53 使用肘拐行走的儿童

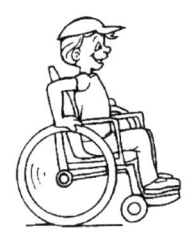

图 5-54 在轮椅上的儿童

(12)畸形

痉挛的肌肉需要被拉伸,以防止畸形。

① 每天用手进行拉伸,对儿童全身有益。请治疗师教你怎么做,记住不要用太大力气或给孩子造成疼痛。为了让拉伸的益处更长时间保持,推荐以下姿势(图 5-55、图 5-56)。

② 在日常活动中使用矫形器(图 5-57、图 5-58)。

## 第五章 肢体功能障碍的康复

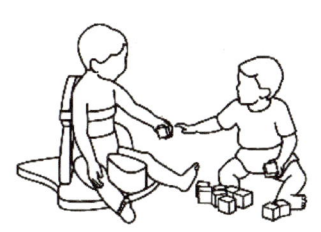 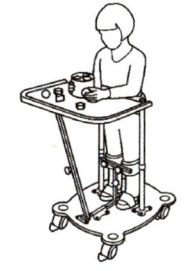

图 5-55 儿童取长腿坐姿坐在角椅上　　图 5-56 儿童站在站立架上

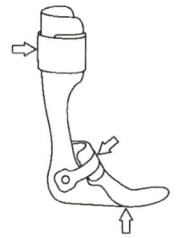

图 5-57 踝足矫形器用于防止跖屈

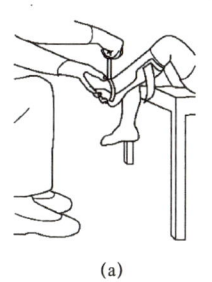 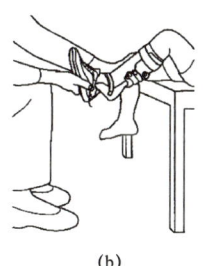

(a)　　　　　　　　(b)

图 5-58 穿矫形器时,先系上脚部调节带,后系上小腿护带,
然后连矫形器一起穿进孩子的鞋里

# 第六章　智力障碍的康复

## 一、导致智力障碍的原因

### 1. 产前因素

① 染色体异常：最常见的如 21-三体综合征（唐氏综合征）。

② 先天性代谢疾病：最常见的是苯丙酮尿症、半乳糖血症。

③ 发育异常：如无脑症、脊柱裂、脑膨出、脑积水等。

④ 母体因素：母亲孕期营养不足、酗酒、吸毒以及患水痘、风疹、糖尿病或接受放射性照射等。

### 2. 围生期因素

① 母体因素：母亲患有高血糖、低血压、贫血、糖尿病等。

② 生产异常：如早产或低体重，或者胎位不正、脐带绕颈、助产不当等造成窒息、缺氧、意外产伤等。

③ 新生儿疾病：如颅内出血、癫痫、败血症、脑膜炎、高胆红素血症、低血糖症、甲状腺功能低下等。

### 3. 产后因素

① 外伤：新生儿出生后头部受伤等。

② 疾病：高热惊厥、癫痫，以及脱髓鞘疾病、退化性疾病等。

③ 其他：中毒、营养不良等。

### 4. 社会文化因素

① 社会环境：处于社会文化不利环境中的儿童，其智力发展和社会适应能力发展明显受到制约。

② 教育状况：早期教育的严重缺乏也会导致脑功能发育障碍，最后导致智力障碍。

## 二、智力障碍的早期发现与预防

### 1. 干预的意义

① 促进发展：儿童生长发育的早期可塑性很强，是大脑、智力、社会适应能力发展最迅速的时期，也是学东西最容易、最快的时期，因此，及早从医学、康复、心理学、社会学角度对儿童进行干预，可以促进其运动、感知、认知、语言、社会适应、生活自理能力的发展。

② 改善状况：经过早期康复的智力障碍儿童多可以进入普通小学接受融合教育，严重的也可以到培智学校就读。

### 2. 早期发现

① 动作：大动作发展迟缓，如抬头、翻身、爬等动作发展比较晚，不主动抓玩具；精细动作，如手部动作笨拙。

② 语言：语言能力明显落后，到了一岁还不会牙牙学语等。

### 3. 早期预防

有下述情况，应该做遗传咨询：

① 夫妻以前曾有过不明原因的智力障碍或者出生缺陷的孩子。

② 母亲有过两次以上不明原因的流产或曾有孩子死于儿童期且原因不明。

③ 母亲孕龄大于 35 岁。

④ 夫妻双方有血缘关系。

## 三、智力障碍康复的主要内容

### 1. 智力障碍康复的基本原则

① 融合原则：在为智力障碍者提供个别化、专门的康复服务的同时，也要为他提供一个融合的环境，使他能够尽早适应正常的社会生活环境，为将来融入社会打下基础。

② 个别化原则：智力障碍者存在明显的个体差异，必须根据其身心特点安排不同的训练内容，采取不同的训练

方法和手段，家长要与专业康复人员加强沟通，共同制定适合智力障碍者个性发展的最佳方案。

③ 生活化原则：日常生活中的训练往往能发挥最好的效果，应把康复训练融入日常生活，充分调动智力障碍者的各项感觉功能（视觉、听觉、嗅觉、味觉、触觉），提高他的生活自理能力和社会适应能力。

④ 动态性原则：遵循智力障碍者身心发展规律，以发展变化的观点看待每一名智力障碍者，采取相应的措施，主动适应这种变化。

⑤ 充分发挥潜能原则：注意发现智力障碍者身上潜在的优势，充分利用积极的方面加强训练，帮助他扬长补短。

⑥ 趣味性原则：充分了解智力障碍者的心理特点，调动智力障碍者的兴趣，寓康复于乐，创造一个和谐、愉快的康复环境，以利于他的主动参与和全面发展。

⑦ 小步子多重复原则：智力障碍者的康复训练是一个长期、渐进的过程，应坚持循序渐进、重复练习、综合训练的原则。

### 2. 智力障碍康复的目标

① 具有独立生活能力。在适度的支持下，能料理好自己的吃喝拉撒，参与学习和校园生活；能按自己的意愿和

兴趣参与活动、自主交往、表达意愿等。

② 具有更好的生产力。在适度的支持下，能在学校中有效率地学习；能有效地参与各种休闲娱乐活动；能从事生产劳动，获得合理的收入，有自主经济活动能力等。

③ 具有社会融合能力。能在所在的社区自由交往，有自己的朋友圈，与邻里、同学、同事友好交往；能够参与家庭、社区、学校和就业单位的各种活动，并在活动中有一定的任务、履行一定的职责，担当有意义的角色；能依法维护和主张自己的权利等。

④ 具有满意幸福的生活。能在日常生活、学习和工作中发挥自己的优势，对参与的活动、完成的学习和工作具有满意感、获得感，能在较长的生活经历中体验情绪的愉悦、生活的幸福。

### 3. 智力障碍儿童家长可寻求的帮助

① 寻求亲友的帮助，实事求是地说明孩子的现状，以接近普通孩子为目标，分工明确，持之以恒全方位地给予孩子充分丰富的外界信息刺激，促进孩子的运动、感知、认知、言语、生活自理和适应行为等各方面能力的发展。

② 从专业医生那里获得相关疾病的基础知识，并请医生处理相关疑难问题。

③ 选择正规的特教或康复机构；参加家长短训班或者

一些基于专业机构的培训项目。如果条件允许，也可以请专业的特殊教育、康复医师一起开展家庭康复训练。

④ 与其他家长建立广泛的联系，彼此交流经验和感受；与有经验和心态好的家长交朋友，经常征求和听取他们的意见和建议。

# 第七章　精神障碍的康复

## 一、导致精神障碍的原因

① 器质性因素：外伤、传染病、中毒、代谢障碍等影响机体，都可以引起精神病。

② 遗传因素：遗传因素构成"致病素质"，但不能肯定遗传就是唯一发病原因，遗传致病还需要促发条件。

③ 素质因素：人的身体素质各不相同，素质的差异可以影响到精神病的发生与否。

④ 心理因素：人的心理素质各不相同，超乎寻常的强烈的心理感受可能引发精神病。

⑤ 社会环境因素：人的心理状态和精神活动会受环境影响，不利的社会环境条件可能诱发精神病。

## 二、精神障碍的早期发现与预防

### 1. 早期发现

① 出现错觉：如把地上的绳子当成蛇等。杯弓蛇影也是这个意思。

② 出现幻觉：把不存在的事物当成存在的事物，包括幻听、幻视、幻嗅、幻触、幻味。

③ 焦虑：病人烦躁不安，有惶惶不可终日之感。

④ 淡漠：毫无激情，对什么事情都不感兴趣。儿童可能表现为与亲人不亲，不与他人接触等。

⑤ 妄想：凭空产生一些毫无根据的信念，本人却坚信不疑。

**2. 早期预防**

① 从优生优育的角度出发，不建议精神病人怀孕生子。

② 家族有精神病史的，怀孕前请进行医学咨询。

③ 儿童表现异常，缺乏与人交流的欲望，极端孤独或恋物，说话迟、智力低下等，要及时就医。

④ 注意用药，病情得到控制的忌讳盲目停药。

⑤ 做到生活有序，与外界保持联系。

⑥ 保持心理健康、情绪稳定，遇事淡定平和，避免各种大喜大悲的情绪刺激。

### 三、精神障碍康复的主要内容

**1. 精神病的防治康复原则**

① 早发现、早诊断、早治疗原则：尽可能通过科学、正规、系统的治疗，消除患者的精神疾病症状，为进一步

康复奠定基础。

② 坚持长期服药原则：鉴于目前药物治疗未能达到根治的目的，为了控制症状，应坚持长期服药。

③ 综合性治疗原则：综合性治疗涉及生活、学习、工作、人际交往、职业康复和劳动就业等，可以提高治疗的效果并预防复发。

**2. 精神病的用药原则**

① 在医生指导下使用原则：治疗精神病的药物药理比较复杂，使用过程中需要掌握的临床指征和注意事项较多，可能发生的副作用也较多，一定要在医生的指导下使用。

② 严格掌握适应证原则：不同类型乃至不同品种的药物，其适应证是有所区别的，必须熟悉所用药物的作用机理、适应证和副作用等，才能做到安全合理地使用药物。

③ 适当掌握用药剂量原则：治疗精神病时，用药的剂量、药量的增减、用药的疗程是很有讲究的，应强调"缓慢增量、使用足够的药量和达到足够的疗程"。

④ 个体化原则：针对每个病人的不同情况，选用不同的药物、给药方法和给药剂量。

**3. 精神病的心理治疗**

① 支持性心理治疗：一种临床上应用较广的心理治疗方法，适用于各类精神障碍。

② 认知行为治疗：一种基于思维、感觉和行为之间存在联系而发展起来的心理治疗方法，治疗目标是帮助患病个体正常化，并使之了解自身的精神症状，从而减少相关痛苦及其对机体功能的影响。认知行为治疗对焦虑症、抑郁症、双相情感障碍、精神分裂症的幻觉妄想、强迫症等均有效果。

③ 认知矫正治疗：早期开展简单任务训练，以后循序渐进，不断增加任务难度。可以采用一对一的形式，也可以采用小组形式；可以是单纯的认知技能训练，也可以是认知技能训练与其他康复训练相结合。

### 4. 精神病的康复训练

（1）生活能力训练

① 个人卫生：早晚洗脸刷牙、饭前便后洗手、睡前洗脚、定期洗头并修剪指趾甲。

② 饮食行为：对贪食者宜加限制，对进食不主动者应督促其进食，督促其饭后自动收拾碗筷，养成不吃不洁或变质食物、不喝生水的习惯。

③ 衣着行为：包括仪表整齐、着装合体、扣好衣扣、内衣勤洗勤换、晨起整理好床铺等。

④ 如厕行为：包括大小便入厕、保持身体卫生等。

(2) 社交技能训练

应用行为理论和方法来治疗精神障碍的一种心理治疗方法，目的是帮助精神障碍患者重新获得社交技能和自信，提高应对社会情境的能力，减轻社交痛苦，改善生活质量。它还有助于减少精神障碍症状和预防复发。

(3) 控制情绪技能训练

① 注意力转移：建议患者遇到挫折，感到苦闷、烦恼时，暂时抛开眼前的麻烦，不再去想引起苦闷、烦恼的事，而把注意力转移到感兴趣的活动和话题中去，以此来冲淡或忘却苦闷、烦恼。也可以自觉地改换环境，如外出散步、旅游参观、调换居住地点等。

② 合理发泄情绪：在适当的场合、采取适当的方法，排解心中的不良情绪，如哭泣、倾诉、运动等。

③ 自我控制情绪：包括自我暗示、自我激励、心理换位、升华转化等。

(4) 职业康复训练

① 过渡性就业，即将精神障碍患者以工作小组形式安置于商业或服务业部门。

② 支持性就业，即根据精神障碍患者的兴趣、能力和缺陷妥善安排。支持性就业近来更加适应长期残疾患者的需要。

（5）社会适应能力训练

① 家庭生活技能（不包括个人自理生活能力），包括家庭清洁工作（包括清洗衣物）、家庭的布置、食物的烹饪、钱财的管理、家庭中的礼节等。

② 业余活动技能，包括外出上街识别和使用交通工具、社会交往中的礼节、购物、园艺等。

5. 精神病的家庭护理

（1）社区干预的内容

① 心理教育：目的在于提高患者和监护人对疾病的理解，包括向家庭成员讲解疾病的性质特征、精神疾病和药物治疗的基本知识、正确对待患者的态度、如何为患者提供支持（如督促服药）、如何分析与解决家庭矛盾与冲突等。

② 家庭危机干预：目的是指导患者及其家庭成员应付应激的方法，减轻患者压力，要求家庭做到能接受患者精神症状的存在、能确认可能诱发精神病的应激源、能预防可能导致下次急性发作的应激源、能提供避免或降低疾病发作的对策（包括复发先兆症状的识别等）。

③ 家庭为基础的行为治疗：指导家庭成员如何同患者相处、如何解决日常生活中所遇到的问题、如何强化与保持患者所取得的进步等。

(2)家庭护理的内容

① 安排好患者的作息时间,出院不久的患者应尽可能使他生活规律接近医院的作息规律。

② 提醒患者按时服药。重性精神障碍,尤其是精神分裂症,病愈后还要坚持长时间服药,否则可能复发。

③ 注意患者与护理者的安全,把患者身边的危险物品收藏好,并随时注意观察患者的行动、表情,随时防备患者自伤及对别人进行攻击。

④ 对慢性患者的家庭护理。慢性患者多生活懒散、行为退缩,饮食、大小便需要别人督促,家庭护理重点是动员与督促患者做力所能及的家务劳动等,以防止精神的衰退与社会功能的衰减。

⑤ 对生活不能自理患者的护理。要全面照顾其生活,防止其因行动不便而摔伤。这类患者往往是那些已有明显精神衰退的精神分裂症与脑器质性痴呆患者。

⑥ 对情绪不稳定患者的护理。少数患者痊愈或好转出院后,仍残留情感不稳定、易激惹等症状,对这类患者,态度要和蔼可亲,不要嫌弃他,不要激惹他。

# 第八章　孤独症的康复

## 一、孤独症的判断

① 交往有障碍：喜欢独自玩耍，对父母的多数指令常常充耳不闻，对自己感兴趣的指令（上街、丢垃圾、吃饼干等）又反应良好；对自己的名字缺乏反应，常常唤名不应；缺乏目光对视以及用眼神的交流；不愿意或不懂得如何与小朋友一起玩；不能参加合作型游戏；多数时间对亲人的离开和归来缺乏应有的悲伤和喜悦；有需要时通常拉着父母的手到某一地方，但不能用手指指物；较少运用点头或摇头表示同意或拒绝；很少主动寻求父母的关爱或安慰。

② 语言发育落后：2～3岁仍然不会说话；部分孩子在正常语言发育后出现语言倒退或停滞；部分孩子虽然具备语言能力，但是语言缺乏交流性质，表现为难以听懂的言语、无意义的语言、重复刻板的语言或自言自语；语言内容单调，常会说一些与场景无关的话语；不能正确运用"你、我、他"等人称代词。

③ 行为重复刻板和兴趣狭隘：对多数儿童喜爱的活动和东西不感兴趣，但却对某些特别的物件或活动表现出超乎寻常的兴趣。

④ 特别的感知觉：恐惧或偏好某些声音、视觉图像；喜欢用特殊方式注视某些物品等。

## 二、导致孤独症的原因

① 发病机制尚不清楚，得到广泛认可的是环境因素作用于易感的个体而致。

② 遗传因素的研究显示，双（多）胞胎都是孤独症的概率（共患率）明显增高。

③ 多种环境因素，包括母孕期和围生期压力和各种生物学因素、有毒化学物质和污染物、感染、营养、免疫和代谢等都被报道与孤独症发病相关。

孤独症尚无法进行完全人为预防和产前诊断，但是可以根据已知的高风险因素进行调整，尽可能降低风险。

## 三、孤独症的早期发现

如果孩子到了相应月龄而没有相应能力发展的表现就要重视和警惕。表8-1罗列了不同月龄的一些预警征象。

表 8-1　婴幼儿心理行为发育问题预警征象

| 月龄 | 预警征象 |
|---|---|
| 3 | 对较大声音没有反应；不注视人脸，不追视人或物品；逗引时不发声或不会笑。 |
| 6 | 发音少，不会笑出声。 |
| 8 | 听到声音无应答；不会区分生人和熟人。 |
| 12 | 不会挥手表示"再见"或拍手表示"欢迎"；呼唤名字无反应。 |
| 18 | 不会有意识地叫"爸爸""妈妈"；与人无目光对视。 |
| 24 | 不会说 3 个物品的名称。 |
| 30 | 兴趣单一、刻板；不会说 2～3 个字的短语；不会示意大小便。 |
| 36 | 不会玩"拿棍当马骑"等假想游戏；不会说自己的名字。 |

只有一部分孤独症孩子会表现出早期语言的落后，比如到了该说话的年龄还不会喊"爸爸""妈妈"、说一些听不懂的"话"等。孤独症的关键在于与人的沟通出现了问题，而语言沟通只是沟通方式中的一种，与人沟通还会用到手势、眼神、身体姿势等非言语沟通方式。孤独症的孩子在语言沟通和非言语沟通等方面都存在困难。如果孩子只是语言发育落后，但仍然能够使用其他方式与人沟通，那就可能只是语言发育迟缓而非孤独症。

### 1. 早期需要引起注意的行为标志

孤独症的早期行为，可以简单归纳为五"不"。

① 不（少）看：不看或只很短暂地看人，或有意地回避他人的眼光等。

② 不（少）应：经常对喊自己的名字没有反应（这里

的名字包括昵称、小名和大名等），或不会跟随着去看爸爸妈妈用手或眼神示意他去看的某个东西。

③ 不（少）指：不会用食指指东西给大人看，或者指东西以表达自己的需要，其他肢体动作也没有或者比较少（不会点头表示需要、摇头表示不要，或用手势比画等）。

④ 不（少）语：到了会说话的年龄还不会喊人或只会很少的词语，明显比同年龄的孩子说得少。

⑤ 不当：不当地使用物品，如偏爱转小车的轮子、把积木或者车排成一排、拿棍棒摇晃、扔东西到地上听声音、扣小洞洞等，或者偏爱看会旋转的物品、霓虹灯、广告牌等。此外，言语的不当也应该注意，表现为正常语言出现后言语能力倒退（难以听懂、重复、说无意义的语言）。

### 2. 孤独症的评估

孤独症是需要进行完善的评估才能诊断的。尤其是 2 岁以下的孩子，如果发现他有一些可疑的征象，建议及时到设有专科的医院就诊评估。能够进行孤独症评估和诊断的科室在不同医院设置不同，包括发育行为儿科、儿童保健科、儿童心理行为科、儿童神经康复科、神经心理科、医学康复科、言语治疗科等。

### 3. 孤独症相关问题

① 睡眠问题：大部分（50%～80%）孤独症儿童存在

不同类型的睡眠问题,包括入睡困难、抗拒睡觉、迟睡、夜醒、睡眠不安、早醒、半夜醒后难以入睡等,部分儿童还会在睡眠中有奇怪的行为,如在房间里游走或反复撞头等。睡眠问题与注意力、记忆力差及发脾气、有攻击行为等问题有相关性,尤其需要注意。

② 营养和饮食问题:很多孤独症儿童表现出多种饮食行为异常,如消化不良、胃肠疼痛、极端偏食、拒绝食物或贪食等。这些特征在其发育早期显现出来,可能严重影响其营养状况及体格发育。在行为表现上,孤独症儿童对食物具有明显而强烈的偏食性,对某些食物种类、性状、质地异常执着地偏好,而对另一些食物则极度抗拒。因此,这些孩子普遍营养素(尤其是影响智力发育的锌、叶酸、维生素 B6、维生素 A 等)摄入不足。

③ 行为问题:孤独症儿童有很多问题行为,见表 8-2,有些问题行为是孤独症儿童所特有的,而有些则不是。

表 8-2 孤独症儿童的问题行为

| 问题行为 | 行为表现 |
| --- | --- |
| 不适当的社会行为 | 行为为他人所不能接受,使人难堪。比如,未经允许便动用、拿走他人的物品;靠近人,盯着人看;亲吻或舔、闻别人;重复问同样的问题;随便触摸别人的身体等。 |
| 自我刺激行为 | 重复性、刻板性的动作。比如,摇晃身体;在眼睛前面不停地转动手;玩唾沫;磨牙出声;玩手指、拍手等。以奇特的方式接触物品。比如,重复地拍打物品;不停地开关门(电视机、灯);舔某些东西;固执地闻某些物品等。 |

续表

| 问题行为 | 行为表现 |
|---|---|
| 自伤行为 | 直接伤害自己身体。比如，咬手、撞头、打自己的头或身体；用手指压眼睛、抓抠皮肤等。 |
| 不服从行为 | 拒绝做要求做的事。比如，给他指令他就会发脾气、拖延执行指令；拒绝完成有能力完成的课业；随便离开座位等。 |
| 破坏行为 | 对物品造成破坏或滋扰他人。比如，抛掷物品、到处敲打物品；撕东西、摔东西；尖叫、离开座位乱跑等。 |
| 攻击行为 | 对人构成危险或伤害。比如，打人（咬人、踢人）；抓人头发；朝人吐口水；推人（抓人、捏人）。 |
| 固执及刻板行为 | 固执及重复性行为。比如，固执地拿着依恋物；坚持走固定路线或坐固定座位；反复把某些物品摆成特定模式；坚持按一定程序做事等。 |
| 情绪问题 | 情绪不稳定。比如，喜怒无常；没有明显道理由而哭泣；睡觉时间惊叫哭泣；易紧张不安、兴奋过度等。 |

## 四、孤独症康复的主要内容

### 1. 孤独症治疗效果有关因素

① 诊断和干预的时间。早期诊断并在发育可塑性最强的时期（一般为6岁以前）对患儿进行长期系统的干预，可最大程度改善患儿预后。对于轻度、智力正常或接近正常的孤独症患儿，早期诊断和早期干预尤为重要。

② 早期言语交流能力。早期（5岁前）或在确诊为儿童孤独症之前已有较好言语功能者，预后一般较好。

③ 病情严重程度及智力水平。孤独症患儿的预后受病情严重程度和智力水平影响很大。病情越重，智力越低，

预后越差；反之，病情越轻，智力越高，预后越好。

④ 有无伴发疾病。孤独症患儿的预后还与伴发疾病相关。若患儿伴发脆性 X 染色体综合征、结节性硬化、精神发育迟滞、癫痫等疾病，预后较差。

⑤ 稳定的情绪和规律、充足的睡眠也是促进孤独症治疗效果的重要因素，需要重视。

## 2. 孤独症的常用治疗方法

① 应用行为分析（ABA）：其核心是"回合式操作训练"，即将每一项要学会的技能分解成小而独立的步骤，一步步练习，练习中训练者使用提示信息帮助患儿做出正确反应，并不断使用强化手段巩固练习效果，直到患儿完全掌握新的技能，并且能将新技能迁移到其他场合中为止。

② 结构化教学法（TEACCH）：其重要教学策略是视觉安排和常规建立。视觉安排是指对环境、材料和程序做出适当安排，让患儿一看就知道该做什么、怎样做、什么时候做完；常规建立是指建立从左到右、从上到下的常规，让患儿知道如何开始有组织地工作,重新建立适当的模式、程序、规则、习惯，学习适应社会环境的要求。

③ 早期介入丹佛模式（ESDM）：它是一种适用于 1~3 岁孤独症婴幼儿的早期密集干预方法，并可延续至 4~5 岁的幼儿。ESDM 课程评估表按照年龄顺序列举了每个领域

内具体的技能，包括理解性沟通、表达性沟通、共同注意、模仿、社交技能、认知技能、精细运动技能和自理技能。

除了上述三种方法外，常用的还有以促进人际关系为基础的干预方法（RDI）、以技巧发展为基础的干预方法（如图片交换沟通系统 PECS），以及基于生理学的干预疗法（如感觉统合训练和听觉统合训练）等。

### 3. 治疗孤独症的药物或者有关新技术

随着不同领域的人员对孤独症的广泛研究，出现了更多的治疗假设，比如干细胞移植、针灸疗法、粪便移植、生物疗法、营养替代疗法、高压氧舱等。这些方法的提出有其一定的原理，但是并未得到广泛的验证证明其有效性，还有的治疗并未得到医疗许可，只是在试验阶段。建议尽量不要选择这些尚未证明有效的方法，而以特殊教育训练为主。

### 4. 什么情况下需要药物治疗

目前批准用于孤独症儿童的药物都不是针对孤独症核心症状的，而是针对一些相关行为表现的，如冲动、易怒、攻击性行为，以及强迫性、自伤性和其他破坏性行为等。此外，补充和替代药物治疗日益流行，可以分为生物疗法和非生物疗法两大类，其中使用较为广泛的是生物疗法，包括饮食、保健品（如 DHA、维生素、益生菌）补充等。

部分生物疗法基于确切的免疫学机制,但目前尚无足够的证据支持生物疗法的有效性。

### 5. 孤独症儿童早期干预注意事项

① 确诊后应尽早寻找合适的康复机构进行康复训练,3~6岁是康复训练的关键期。

② 重视家庭康复训练,家长要学习相关知识,掌握家庭康复训练的方法,并在生活中注重适应性行为的训练。

③ 应该针对患儿的特点制定个性化干预方案。

④ 综合干预时长应达到全年每周至少25小时。

⑤ 患儿应接受针对社交障碍的干预措施,重点提高社交技能。

⑥ 在干预训练过程中务必保证睡眠、稳定情绪,如果在训练初期或训练过程中出现情绪波动问题,需要积极寻找原因。

⑦ 任何治疗方案都必须包括一个精心设计的评估计划并且进行定期随访评估。

⑧ 在选择机构时,除了参考医生的建议外,还要考察机构的安全、卫生情况,课程的科学性,训练的连续性和稳定性,收费情况等,在机构资质类似的情况下,建议根据距离优先、交通便捷等条件进行选择,以免舟车劳累。

# 第九章　老年人的康复

## 一、老年人康复的目标及注意事项

### 1. 康复的目标

① 增强和保持生活自理能力，提高生活质量。

② 发挥在家庭和社会中的有益作用和（或）减轻老年人疾病和残疾对家庭及社会造成的负担。

### 2. 注意事项

① 管理原有的慢性疾病，预防因慢性病导致的残疾和复合残疾。

② 管理与老年生理变化相关的日常生活能力、功能状况和临床问题，如痴呆、跌倒、大小便障碍等。

③ 对于晚期肿瘤、终末期心功能衰竭、肾功能衰竭等患者，社区医生应择期与患者和（或）家属讨论姑息治疗方案，尊重患者的生前预嘱。

## 二、老年人常见病康复

### 1. 高血压

(1) 老年人高血压的特点

① 收缩压增高，脉压增大，且随年龄增长而发生率增加。

② 异常血压波动。血压水平容易受各种因素，如体位、进餐、情绪、季节、温度等影响。最常见的有直立性低血压、餐后低血压。

③ 血压昼夜节律异常。夜间血压下降幅度＜10%（非构型）或下降幅度＞20%（超构型），都可以导致心、脑、肾等靶器官损害的危险加大。

④ 白大衣高血压增多。在医院或诊所环境测量血压升高，而自测血压正常或动态血压监测正常。

⑤ 假性高血压增多。假性高血压是指袖带法测得的血压值高于动脉内测压值的现象（收缩压升高 10 mmHg 或舒张压升高 15 mmHg），可见于正常血压或高血压老年人。

⑥ 多种疾病并存。患者常合并冠心病、糖尿病、心力衰竭、高尿酸血症、高脂血症、肥胖症、脑卒中、痴呆、帕金森综合征等，这些疾病的存在降低了老年高血压患者对治疗的耐受性，而同时使用治疗多种疾病的药物也会影响高血压的治疗效果并容易导致副作用。

(2)老年人高血压康复的内容

① 实施康复计划。制订以运动康复为核心的康复计划,可以采用社区康复和家庭康复的方式。

② 确定康复目标。老年人高血压合并直立性低血压时,以平稳缓慢降压、减少直立性低血压发生、预防跌倒为目标。

## 2. 冠心病

(1)老年人冠心病的特点

① 无症状冠心病发生率高。虽然老年人冠心病患病率高,但是有症状者仅占10%~20%。常见老年人检查时发现心电图有心肌缺血,而临床无心绞痛表现。

② 心绞痛症状和部位不典型。典型的胸骨后压榨性疼痛很少见。多数老年患者描述为胸部闷痛、发紧,或气短、乏力、心悸,甚至为模糊的轻微疼痛。疼痛的部位可以是上腹部,常因上腹部疼痛、食道有阻塞感而被诊断为胃炎、食道炎、胆囊炎等。

③ 急性心肌梗死症状不典型,并发症多,多支血管病变多。持续的胸骨后压榨性疼痛少见,以发作性呼吸困难、肺水肿、低血压、心律失常为首发表现的多见。

④ 共患多种疾病多,危险因素多。

（2）老年人冠心病康复的内容

① 危险因素控制：血脂达标、血压达标、血糖达标。

② 运动康复疗法：以运动处方来体现治疗内容，在制定处方之前，先要进行与运动相关的功能评估，确定患者是否为适应证，有无禁忌证，然后给予运动处方。

③ 保持健康生活方式：保持少油、少糖、少盐、多蔬菜水果，适量摄入肉、鱼、蛋、奶，少碳水化合物的健康饮食习惯；戒烟戒酒；保持良好睡眠习惯；保持良好心态。

### 3. 慢性阻塞性肺病

（1）老年人慢性阻塞性肺病的特点和急性加重的预防

① 有慢性咳嗽、咳痰伴有或不伴有喘息，应考虑可能存在慢性阻塞性肺病。

② 慢性阻塞性肺病急性加重的预防，重在患者管理与教育，特别是戒烟、减少有害气体吸入、预防上呼吸道感染、正确使用稳定期维持性药物（吸入性药物等）、家庭和心理支持等。

（2）老年人慢性阻塞性肺病康复的内容

① 运动疗法：上下肢的运动训练是肺病康复运动疗法的核心内容。

② 通气肌训练：分为主动训练和被动训练。被动训练是指由物理治疗师为患者进行被动的训练。针对慢性阻塞

性肺病或其他慢性肺部疾病（陈旧性肺结核等）的患者，应以主动训练为主。

③ 呼吸训练：主要指缩唇呼吸训练。缩唇呼吸：吸气时用鼻吸气，呼气时口唇紧缩，缓慢呼出气体，吸气和呼气的时间比为1∶2，逐渐达到1∶4。

④ 放松训练：主要针对有明显呼吸困难和平时容易急躁和焦虑的患者。

⑤ 戒烟：吸烟与多种疾病密切相关，包括冠心病、高血压、血栓闭塞性脉管炎、慢性支气管炎、消化性溃疡、骨质疏松、恶性肿瘤（呼吸系统、口腔、妇科）等。

⑥ 正确使用药物：慢性阻塞性肺病是慢性进展性疾病，即使在稳定期也需要进行药物治疗。

### 4. 糖尿病

（1）老年人糖尿病的特点

① 症状不典型。出现三多一少症状而被诊断为糖尿病的较少，因体检或其他疾病住院意外被发现患有糖尿病的较多。

② 并发症多。老年人由于动脉硬化程度更严重、血糖异常时间不明确，可能已经长时间存在糖尿病而未被发现，导致糖尿病的并发症多。急性并发症有高渗性非酮症综合征、脑血管病、心力衰竭、心肌梗死等，慢性并发症有糖

尿病眼底病变、肾功能受损、神经病变等。有些老人并存几种并发症，给治疗带来困难。

③ 肾功能改变影响化验结果和治疗。老年人肾糖阈会出现随年龄而升高的现象，即使血糖较高时尿糖也是阴性的，因此尿糖对于糖尿病提示诊断和观察治疗效果的价值更小。应用胰岛素治疗的老年人随着年龄增长，肾功能减退，胰岛素在肾脏的代谢和排泄减少，此时胰岛素的用量应减少。

④ 并存与糖尿病无关的疾病多。除了并存高血压等常见慢性病外，还常并存退行性骨关节病，严重者会导致慢性疼痛，还有前列腺肥大、慢性皮肤病等。

⑤ 容易出现低血糖反应。

⑥ 对治疗的依从性差。

（2）老年人糖尿病诊断治疗的注意事项

① 患者年龄越大，治疗越要保守，治疗方案越要简单易行，应把治疗的安全性放在首位。

② 已经患有脑血管病，特别是存在吞咽功能障碍或鼻饲的患者，或患有老年痴呆者，治疗方案要先与看护者进行详细的讨论，同时要把饮食方案和血糖监测方法一并讨论，强调用药、饮食、血糖监测三者之间的相互关联。

③ 对于使用磺脲类和胰岛素可能引起低血糖的提示要全面，特别是那些可以独自活动的老年人，外出时要带糖

块或其他便于携带的食物，身上应佩戴写明家庭住址和联系电话的吊牌（可以使用老年证），防止低血糖发生时患者出现定向障碍、意识模糊的情况而他人无法提供帮助。

④ 存在心力衰竭、水肿的患者不适合使用噻唑烷二酮类药物。

⑤ 已经诊断为肾功能不全的患者，应根据肾小球滤过率来调整药物剂量或使用胰岛素治疗，需要增加血糖监测的次数，以防止出现低血糖。

（3）老年人糖尿病足的管理

导致糖尿病足的原因：患者足部感觉减退后对损伤（如鞋子对足趾的挤压、鞋内有异物硌脚）不敏感，或有不适感觉但是表达有障碍（由于脑血管病、老年痴呆等原因）；患者自己没有检查足部的能力；家属或护理者没有认识到足部小的损伤可能发展成严重的溃疡甚至坏疽；不恰当地使用热水袋对患者造成损伤（烫伤）；长期卧床导致关节僵硬、挛缩，使得变换体位困难，外踝、膝关节外侧等突出部位长期受压，皮肤受损出现溃疡。

对糖尿病足的管理如下：

① 在患者定期复诊时检查其足部和鞋袜。检查应包括足部皮肤有无红肿、破损、足癣，足底有无胼胝，各关节（踝、趾间、跖趾）部位有无突出处受压痕迹、压痛，足背动脉搏动，皮温，用 5 克尼龙丝检查痛觉，有无鞋子挤压

足部的痕迹，鞋内有无异物、袜子有无皱褶（即使纯棉袜的细小皱褶也会对患者皮肤造成损伤）。

② 发现有发生糖尿病足的高危情况，如皮肤发红、关节肿胀、足畸形、胼胝、足癣等，要告知患者防范措施，增加患者复诊次数，提出改进鞋子和护理的建议。

③ 为有自理能力的患者、家属、护理者开办讲座，进行糖尿病足防治教育。教育中要包括与糖尿病足发生相关的生活细节，如如何剪指甲、修胼胝、给足部保温等。

④ 如果发现患者已经出现皮肤溃疡、关节肿胀压痛、足部水肿、趾端疼痛发黑等糖尿病足的情况，应请有糖尿病足处理经验的医生和护士给予处理，或转至医院专科处理，不要盲目按照外科一般处理伤口的原则处理，防止病情恶化。

⑤ 保持合适的血糖、血脂、血压水平，保持良好的营养状况。

*（4）老年人糖尿病患者的饮食注意事项*

① 原有糖尿病患者进入老年期，大多数人已经接受过糖尿病饮食教育，社区医生主要是指导患者随着年龄增长、糖尿病的控制情况、退休后的生活改变、并存疾病的情况来调整饮食治疗方案。

② 比较年轻的老年人新诊断的糖尿病，如果没有合并其他疾病，要按照糖尿病治疗的"五架马车"（饮食、运动、药物、教育、血糖管理）方案执行。

③ 比较老的老年人（高龄）新诊断的糖尿病，处理要慢，多查血糖，先详细了解患者日常饮食习惯，特别是 80 岁以上高龄老人，一般情况下，他每日摄入热量并不超标，甚至达不到基本需要的热量，所以不要求他控制饮食，而是在维持他日常饮食习惯的基础上做一些微调，如烹调少用糖、油，少吃糕点等，再配合用药，以达到治疗目标。

④ 对于营养不良的糖尿病患者，应关注他的饮食结构是否合理，营养素是否足够，热量是否可以保证，在了解情况后帮助他设计合理的饮食结构，并保证营养素（特别是蛋白质）的摄入符合机体的需要。

⑤ 有严重并发症的糖尿病患者，饮食治疗要照顾到并发症的需要。例如鼻饲患者，家属自制匀浆时容易热量和蛋白质不足，因为鼻饲患者每日要喂 5 餐左右，所以用胰岛素治疗者要把短效胰岛素分 5 次餐前使用，鼻饲者应使用速效药，对这些患者治疗目标要宽松，防止出现低血糖，导致脑功能进一步损害。

（5）老年人糖尿病患者的运动康复

① 运动应在餐后 1 小时左右进行，并避开胰岛素和其他药物作用的高峰时间。

② 夏天注意补充水分，冬天注意保暖。

③ 服装和鞋袜要舒适。

④ 合并周围神经病变者步行时要注意地面是否平整，

防止石子硌脚和跌倒。

⑤ 运动前先做准备活动，活动四肢大小关节，预防出现运动损伤，做几次深呼吸。

⑥ 从轻度运动开始，逐渐增加强度。

⑦ 糖尿病足患者如果足部有破溃不适合参加下肢运动，可以进行上肢运动。

⑧ 运动结束后应做必要的整理运动（如广播体操或原地踏步），减少运动后心律失常的发生。

### 5. 老年人低血糖的处理

老年人出现低血糖常不表现为饥饿感、出汗、手抖、全身无力，而以出现脑功能障碍为主，表现为语言迟钝、头晕、嗜睡、步态不稳、定向力障碍（站在家门口，却不知道哪个门是自家的门）、精神异常，严重者表现为昏迷，常被认为是急性脑血管病。老年人反复出现低血糖可以造成脑功能快速减退甚至痴呆。要格外注意老年人的低血糖反应，及时发现，及早处理。运动后出现低血糖较多见，老年人外出应备有巧克力、糖块等，有条件的社区公共活动场所应备有葡萄糖粉或蔗糖、水和纸杯，以防万一。

### 6. 老年痴呆

老年痴呆也称阿尔茨海默病（AD），是发生在老年期或老年前期的一种以认知功能缺损为核心症状的获得性智能损害综合征，可涉及记忆、学习、定向、理解、判断、计算、语言、视空间等功能，其损害程度足以干扰患者的日常生活能力或社会职业功能。

(1) 老年痴呆患者的康复训练

对有症状的痴呆早期患者和病情较轻的痴呆期患者，应进行康复训练。

① 智力训练：根据患者的文化程度，训练其记忆数字、做简单的计算、背诵诗歌、拼图、练习书法等。

② 强化记忆训练：帮助患者记住社区地址，自己家的大门、楼层、门牌号，家中的厕所、自己的卧室等。鼓励轻症患者记备忘录，按照时间顺序排好。陪同者要经常提醒患者看备忘录，并按照备忘录执行。应避免原有家居环境的改变，环境的改变会引起患者的困惑，影响其定向力的维持。

③ 日常生活能力保持训练：吃饭、穿衣、如厕是人最基本的活动，比较年轻、病情较轻的患者应使其尽量生活自理。应将日常生活尽可能地简化，如裤子使用松紧带、冷天穿一件棉袄保暖而不是几件毛衣保暖等。每3个月应对患者进行一次评估，并与家属讨论，提出重点应训练的内容。

(2) 老年痴呆患者的康复护理

① 防止外伤：防止意外伤害或跌倒骨折。

② 预防疾病：患者易发生吸入性肺炎；卧床者易发生褥疮、便秘、下肢静脉血栓、肺栓塞等；大小便失禁者易发生泌尿系统感染。

③ 合理饮食：饮食不足可引起水电解质紊乱、营养不良等一系列并发症。

④ 根据患者的心理特征给予鼓励、安慰、疏导，引导有出行能力的患者积极参加集体的康复训练，特别是游戏类的训练。

⑤ 合并抑郁、焦虑的患者除了心理疏导外，还应给予必要的药物治疗。

⑥ 合并严重精神症状者，应请精神科治疗。

（3）老年痴呆患者的生命计划

由于老年痴呆的病程是进行性进展的，社区医生应提醒家人有必要与全体家庭成员讨论患者未来的安排，如果患者病情较轻，尚可以表达自己的意愿，也应参加讨论，为自己未来做出安排。这些安排可以包括与医生讨论治疗和康复计划、患者未来的居住地（家/养老院/护理中心）、护理（家属/护理员）、经济支持（患者自己的财力/需要家属负担的数额的分配）、晚期一旦发生器官功能衰竭是否进行积极的生命复苏（有创）治疗等。当患者可以正确表达意愿时，应尊重其选择。

（4）对老年痴呆照顾者的心理支持

长期照顾痴呆患者的人（亲属、护理员）容易发生焦虑、失眠等症状，社区医生在治疗痴呆患者时，也应关注照顾者的心理健康，定期对其进行心理辅导。

## 三、老年人跌倒的风险评估与干预

跌倒是引起老年人残疾的常见原因。跌倒可能导致老年人骨折，头部外伤可能导致硬膜下出血或颅内出血，骨折后未及时治疗和软组织损伤引起疼痛而不敢活动可能导致卧床不起，长期卧床又可能导致坠积性肺炎、褥疮、尿路感染、肌肉萎缩等一系列并发症。有些老年人骨折后可能出现精神症状，甚至谵妄，这些精神症状可能慢性化。

### 1. 老年人跌倒的风险因素

① 步态不稳：由于生理性的老化，平衡系统功能减退，导致步态不稳；一些疾病，如帕金森综合征、一侧肢体力弱（脑血管病后遗症）、其他神经系统疾病，导致步态不稳。

② 视力障碍，如白内障、黄斑变性、脑血管病后偏盲、青光眼等。

③ 疾病引起的头晕、晕厥等，常见于直立性低血压、心律失常。

④ 感觉系统障碍，如糖尿病性周围神经病变等。

⑤ 服用某些药物，如精神类药物、治疗高血压的药物、可能引起直立性低血压的治疗前列腺的药物、降血糖的药物等，联合服用多种药物的更常见。

⑥ 骨关节病，如严重的骨质疏松、其他原因引起的骨关节畸形等。

⑦ 心理因素，如害怕跌倒或有跌倒经历而恐惧，患有抑郁症等。

⑧ 助行器选择或使用不当。

⑨ 道路不平、房屋门口有门槛、厕所地滑等。

⑩ 光线太暗。

**2. 老年人跌倒的风险干预**

① 鼓励老年人参加社区康复运动训练。运动可以改善人的柔韧性，增强肌肉的力量，增强平衡能力，改善步态的稳定性和灵活性。步行或练太极拳都是不错的运动方式。

② 注意药物副作用导致的跌倒风险。要特别关注那些常用的有可能产生跌倒风险的药物，如安眠药、镇静药、止痛药、降压药、降糖药、感冒药、抗过敏药等。

③ 治疗高血压时要注意血压水平，治疗糖尿病时要注意血糖水平。血压和血糖过低都易引起头晕，甚至走路不稳。

④ 积极防治骨质疏松，有条件者应在医院进行有关骨

质疏松的检查和诊断并每年复查一次，按照医生的意见补充维生素 D 和钙剂，多晒太阳和适度运动。

⑤ 发现环境中存在引起跌倒危险的公共设施，应及时向物业公司、街道办事处提出改进的合理建议，指导患者和家属正确使用辅助器具。

⑥ 对于已经跌倒过的患者，要帮助他和家属分析跌倒的原因，制定应对的措施并经常提醒他预防再次跌倒。

⑦ 对于已经因跌倒而骨折和导致卧床的患者，要进行卧床后并发症的预防指导。

## 四、老年人用药管理

### 1. 老年人用药的特点

① 敏感性高、耐受性低、安全性差。

② 多药联用。

③ 除了药品外，多数人还增加了保健品，有些保健品成分不详。

④ 随着服药种类的增加，药物不良反应也增加。统计显示，每天服药 5 种以下，不良反应发生率为 3.5%；6~10 种，不良反应发生率为 10%；11~15 种，不良反应发生率为 28%；大于 16 种，不良反应发生率为 54%。

**2. 老年人用药的管理细则**

① 明确当前所有用药。

② 找出有药物不良反应的高风险患者或正处于药物不良反应期的患者。

③ 估计高危患者的预期寿命。

④ 制定预期寿命期间的整体护理目标。

⑤ 确认目前正在进行的治疗的适应证。

⑥ 估计使用缓解病情药物治疗能获益的时间。

⑦ 估计与每一种药物疗法有关的获益与风险的比例。

⑧ 审查不同药物的相对有效性。

⑨ 识别可以停用的药物。

⑩ 由一名指定的临床医生进行药物有效性和患者依从性评估，同时实施和监测药物使用品种、数量最小化计划。

# 第十章　社区辅助器具适配服务与居家无障碍改造

## 一、辅助器具基本知识

### 1. 辅助器具的作用

辅助器具适用于残疾人、老年人及有需求的伤病员，其作用如下：

① 功能补偿：如下肢缺肢，装配假肢就能像健全人一样站立和行走；有残余听力的听障者，验配助听器后就能够听到外界声音，与人交流。

② 支撑和限位：如脑瘫儿童通过坐姿椅和站立架的支撑和限位，可以使身体保持正常的坐姿和稳定地站立。

③ 预防和保护：如四肢骨折或脊柱损伤早期应用矫形器，可以防止损伤加重；偏瘫患者早期使用肩吊带，可以防止肩关节脱位。

④ 改善状况：如各类转移器具，可以帮助重度障碍者轻松完成从卧位到坐位的转换或位置移动，既安全还有效减轻了护理强度。

#### 2. 辅助器具的分类

① 按人群分类：肢体障碍类、视力障碍类、听力障碍类等。

② 按用途分类：助行类、助视类、助听类、移动类、交流与沟通类、生活自助类、训练类、休闲类等。

③ 按功能分类：个人医疗类、技能训练类、矫形器和假肢类、个人生活自理和防护类、个人移动类、家务类、家庭和其他场所的家具和适配件类、沟通和信息类、操作物品和器具类、就业和职业培训类、休闲娱乐类等。

### 二、辅助器具适配服务

#### 1. 辅助器具为什么要适配

① 辅助器具是针对某一类功能障碍者的特殊需求而设计生产的，适配中需要对需求者的身体状况、使用目的、外界环境进行评估，为其选择适用的产品。

② 辅助器具适配不仅涉及产品种类，还涉及产品规格，如使用过于宽大的轮椅，自行驱动会很困难；截瘫者使用固定扶手的轮椅，从轮椅转移到床或坐厕位时会非常困难，需要求助他人。

#### 2. 辅助器具的适配流程

① 了解需求者的使用目的：是为了提升生活能力，还是为了外出工作。

② 了解需求者的使用历史：以前是否使用过辅助器具、效果如何等。

③ 了解需求者的生活环境：居住地是平房还是没有电梯的楼房、室内空间宽敞还是狭小、门口有没有台阶、院子是否平整等。

④ 评估需求者的身体功能：截瘫者脊髓损伤在哪个平面、听障者听力损失程度如何等。

⑤ 提供辅助器具适配服务：根据评估情况，提出辅助器具适配方案，必要时提供定改制服务。一些专业服务要求较高的辅助器具，如假肢、矫形器、助听器、助视器等，需要专业机构提供适配服务。

⑥ 开展使用指导及适应性训练：辅助器具适配后，需要指导使用者掌握正确的使用方法，并提供相关训练。

⑥ 开展随访服务：辅助器具适配后，需要开展随访服务，了解产品使用情况，发现问题要及时反馈、解决。

## 三、常见的辅助器具及其应用

### 1. 轮椅

轮椅是为无行走能力或行走困难者提供位置移动和身体支撑的器具。

*（1）轮椅的分类*

按照动力来源，轮椅分为手动轮椅和电动轮椅。

第十章　社区辅助器具适配服务与居家无障碍改造

① 手动轮椅，由车架、椅座、靠背、扶手、驱动轮、导向轮、刹车装置及防倾覆装置等零部件组成，为便于放置或携带，多具有折叠功能。手动轮椅依靠使用者手臂驱动，或由护理者推动，轮椅类型主要有普通轮椅、护理型轮椅、高靠背轮椅、单手驱动轮椅、站立轮椅、运动轮椅等。适配手动轮椅需要在综合评估使用者的功能障碍、生活环境和使用目标等因素后，确定产品类型。

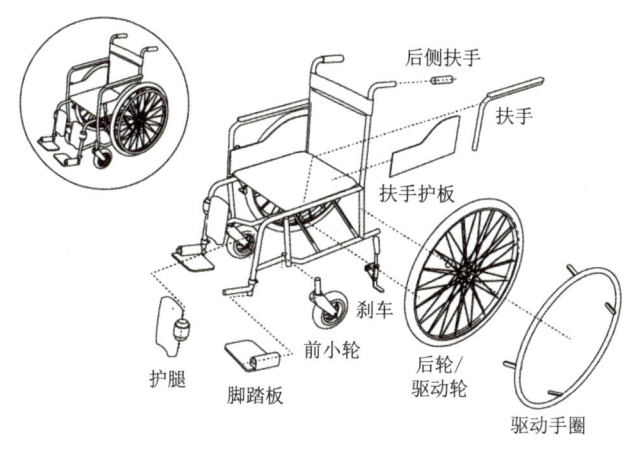

图10-1　轮椅结构

② 电动轮椅，是一种以电能为动力、由电机驱动、通过智能控制装置操作使用的轮椅，有前轮、中轮、后轮驱动三种类型，多为后轮驱动型。前轮驱动型轮椅，越障能力强，转弯精确灵敏，但直线行驶循迹性差，适合狭小空间使用；中轮驱动型轮椅，其驱动轮位于车座底中间，前

后由小轮支撑，转弯半径最小；后轮驱动型轮椅，其驱动轮位于座底后侧，直线行驶性能好，但转弯半径大，适于室外使用。电动轮椅设计的续航能力一般在 20 km 左右。

（2）轮椅的选择

轮椅的使用方式有三种：自行驱动、他人驱动和电动。应用普遍的是自行驱动轮椅，即使用者依靠上肢力量驱动轮椅。

① 能够自行驱动轮椅，但仅用于居家或室外短距离代步，可选择手动普通轮椅；对于年纪轻、上肢有力、身体控制能力较强者，可选择手动低靠背运动轮椅。

② 无法自行驱动轮椅者，如四肢瘫患者、高龄老人，应选择他人驱动的手动轮椅。

③ 需要长距离代步、自身具有操控能力且道路环境良好，可选择电动轮椅。对于功能障碍较重，如四肢瘫患者，只要头脑清晰、单手功能健全，同样可使用电动轮椅。

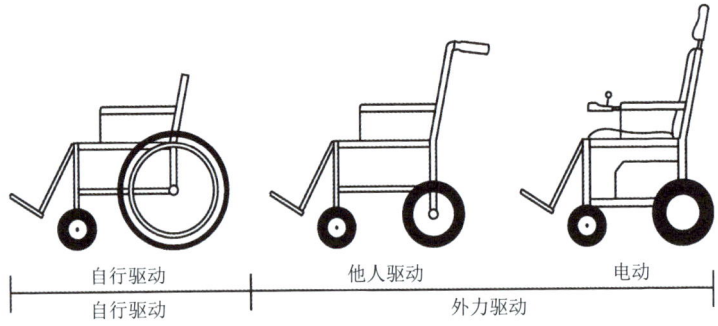

图 10-2 三种轮椅类型示意图

(3)轮椅的测量方法

① 座宽：指轮椅座面宽度。过宽会影响轮椅的通过性（如室内），也会使身体出现不良姿势，影响驱动效果。标准的座宽为：乘坐轮椅后，臀部两侧与轮椅挡板之间有约 2.5 cm 的间隙。

② 座高：指轮椅脚踏板水平面至座面的垂直高度。标准座高为足底与脚踏板的接触面至腘窝处的高度再加上 3 cm。座高过高身体易下滑，大腿远端后侧受压会产生不适感，影响血液循环；座高过低会增加臀部压力，有发生褥疮的风险。

③ 座深：指轮椅座面的纵向（前后）长度。乘坐轮椅后，膝部后方与轮椅座面前沿应保持约 6 cm 的距离。座深过长会压迫膝部后方腘窝处，太短会增加臀部压力。

④ 扶手高度：指轮椅座面至尺骨接近鹰嘴处（肘关节外侧最凸出处）的高度。扶手过低起不到支撑身体的作用，过高不利于驱动轮椅。

⑤ 靠背高度：普通靠背高度一般为轮椅座面至肩胛骨的下缘上方 3~5 cm 处，能够为躯干提供稳定的支撑；低靠背的高度为座面至肩胛骨下缘的下方 3~5 cm 处，可使上肢有更大的活动范围，适合经常乘坐轮椅活动的使用者；高靠背适合躯体控制能力较差者。

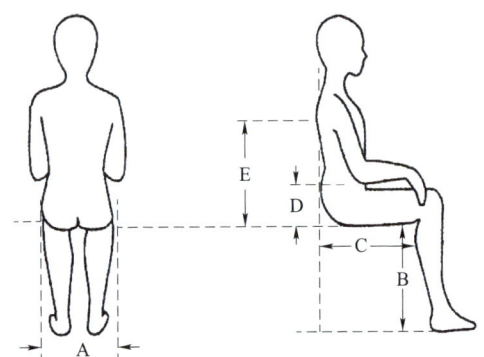

A：座宽　B：座高　C：座深　D：扶手高度　E：靠背高度

图 10-3　轮椅数据

（4）轮椅使用注意事项

① 选用活动扶手：选用活动扶手（可拆卸或抬起）便于使用者从轮椅到床或坐厕位的转移。

② 改善坐垫和靠垫：加厚坐垫和靠垫可增加乘坐的舒适性，对预防褥疮具有一定的作用。

③ 避免错误坐姿：错误坐姿主要有骨盆后倾、扭转、倾斜等，长此以往会带来以下不良后果：影响脊柱自然生理结构，轻者疼痛，重者变形；引发身体特定位置压痛，甚至产生褥疮；影响上肢活动范围；影响心肺脏器功能；引发吞咽困难等次生障碍。

# 第十章　社区辅助器具适配服务与居家无障碍改造

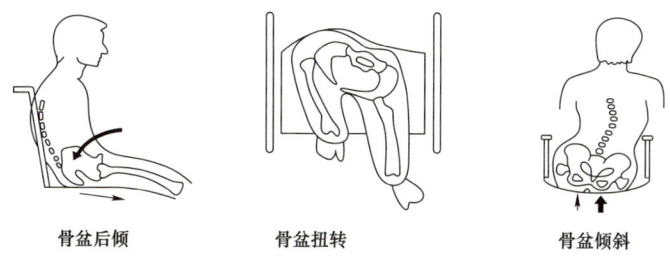

骨盆后倾　　　　骨盆扭转　　　　　骨盆倾斜

图 10-4　轮椅使用不良姿势示意

## 2. 杖类

（1）功能特点

① 单脚手杖：与地面有一个支撑点，支撑与平衡作用较小，适用于下肢障碍程度较轻且上肢支撑力较强者。使用单脚手杖需要手的抓握力良好、腕关节稳定、身体具有一定的平衡控制力。

② 多脚手杖：由手柄、杖体和多个支脚（3 或 4 个）组成，与地面有多个接触点，支撑面大，能够减轻手柄晃动，适用于平衡能力欠佳、使用单脚手杖身体不够稳定者。多脚手杖多为单侧使用，使用时须注意：上下台阶时，所有支脚要在地面落实，避免因支脚悬空而影响身体稳定；短支脚靠近使用者，如方向选错，将无法提供有效支撑并给正常行走带来干扰。

③ 肘杖：与手杖相比，肘杖分散了腕关节压力，身体

稳定性好，适用于下肢轻度、中度障碍以及手部握力稍弱者。使用时，肘杖上缘要低于肘关节，避免限制肘关节活动，影响正常行走。

④ 腋杖：适用于需要上肢支撑较大体重、肘关节又不够稳定者。使用时，手柄支撑身体，腋托附在腋窝下 3～4 cm 的胸廓处。使用时须注意：将腋托放在腋窝下支撑是一种错误的方法，腋窝长期受压会损伤臂丛神经，导致手部出现功能障碍、指关节变形。

（2）杖类高度适配方法

杖类高度合适与否，对于合理运用支撑力、保持正确的站立和行走姿势非常重要。

① 单脚手杖高度测量：方法一，身体直立，肘关节屈曲约 30°、腕关节背屈约 30° 握住手柄，支脚位于脚尖前方和外侧直角距离各 15 cm 处，然后测量确定手杖的垂直高度；方法二，身体直立，手柄高度与大转子（髋关节突起部位）处于等高位置，然后测量确定手杖的垂直高度。多脚手杖的高度测量方法与单脚手杖相同。

② 肘杖高度测量：拐杖头落点及手柄位置的确定方式与手杖相同，肘托上缘部分距鹰嘴处（肘关节外侧突出部位）约 6～8 cm，然后测量确定杖体（手柄至拐杖头）的垂直高度。

# 第十章 社区辅助器具适配服务与居家无障碍改造

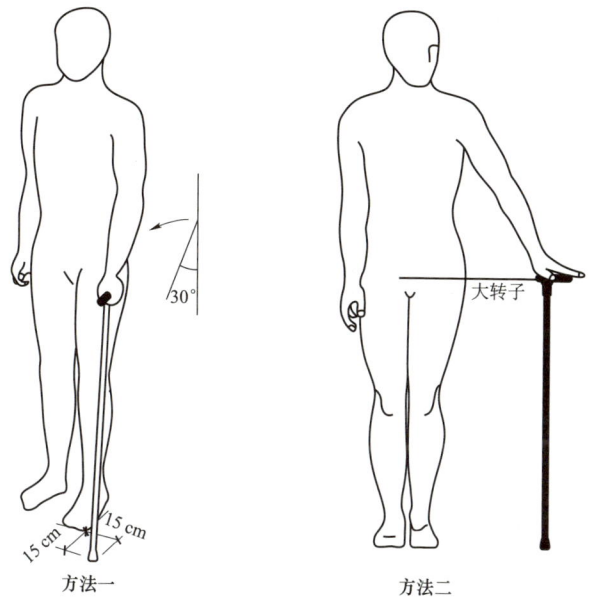

图 10-5 手杖高度测量示意

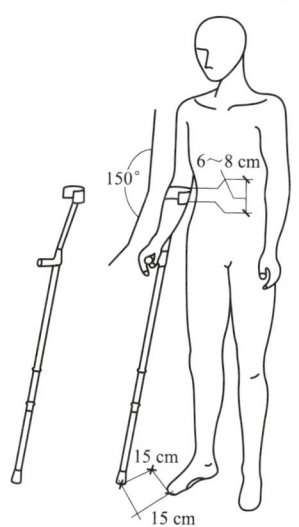

图 10-6 肘杖高度测量示意

③ 腋杖高度测量：腋杖置于腋下，腋托与腋窝保持3～4 cm距离，支脚分别置于脚尖前方和外侧直角距离各15 cm处，肘关节屈曲约30°，手柄高度与大转子高度相同，然后测量确定腋杖的垂直高度。

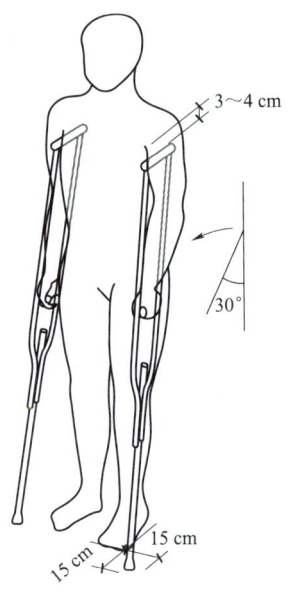

图10-7　腋杖高度测量示意

3. 助行器

结构为框架式，与地面有多个支撑点（一般为4个），支撑面积大，稳定性好。助行器用双臂操作，适合上肢有一定支撑力和握力但身体平衡能力较差者站立或短距离行走使用。助行器类型有普通框式、差动式（交叉步进式）、阶梯式等，为便于放置和携带，多可折叠。

(1) 常用助行器简介

① 普通框式助行器：支撑面积大、稳定性好，适合上肢抓握和提举功能正常但下肢肌力或平衡能力较差者使用。适配助行器，一要确认上肢肌力是否具备抓握、支撑及提举的能力，二要评估平衡能力，防止因身体平衡能力差，在抬起助行器时跌倒。普通框式助行器还有带轮的品种，其特点为：两轮的助行器（图10-8）使用时可减少抬升力量，四轮的助行器则无须抬起，适合上肢力量稍差或希望提高行进速度者使用。为保证身体稳定，四轮框式助行器在支撑时，后侧两轮一般自动处于锁死状态。

② 差动式助行器：结构与普通框式助行器相似，但稳定性低于普通框式，外观区别是正面多了一根横向连接杆，两端装有铰链与助行器两侧框架连接。行进时，只需要交替推动助行器一侧向前移动而无须抬起，适合上肢肌力稍差但身体有一定平衡能力的功能障碍者使用。

③ 阶梯式助行器：扶手呈阶梯状，低位扶手为助起扶手，高位扶手为支撑扶手。使用时，借助低位助起扶手可从坐姿转换成站姿，适合下肢肌力不足站起困难者使用（图10-9）。

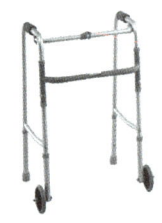
图10-8 两轮助行器

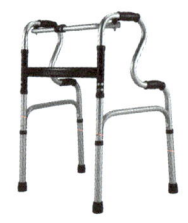
图10-9 阶梯式助行器

（2）助行器高度适配方法

使用者身体直立，肘关节屈曲30°手握助行器两侧上端扶手，调节助行器伸缩杆高度，使助行器高度与身体大转子（髋关节突起部位）高度相同。

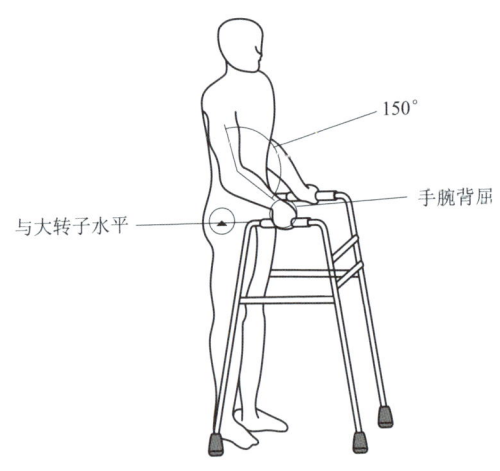
图10-10 助行器高度适配方法

### 4. 假肢

假肢是用于替代整体或部分缺失或缺陷肢体的体外使用装置。它用来替代已失肢体的部分功能，使截肢者或先天性缺肢畸形的残障者恢复或重建一定的生活自理、活动和社会参与的能力。假肢分为下肢假肢和上肢假肢两大类。

（1）下肢假肢

下肢假肢是专为下肢截肢或先天性缺肢畸形者弥补肢体缺损、代偿失去功能而制造装配的人工肢体。它由接受腔、连接件、关节（踝、膝、髋关节）、假脚及装饰材料等部件构成。

下肢假肢主要有：部分足假肢、踝部假肢、小腿假肢、膝离断假肢、大腿假肢、髋离断假肢、半骨盆假肢和半体假肢。

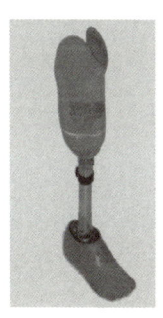
图 10-11 小腿假肢

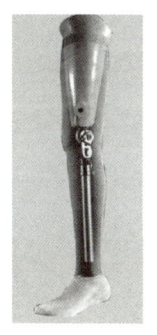
图 10-12 大腿假肢

性能良好的下肢假肢主要有以下特点：支撑时身体稳

定，行走时步态近于正常；长度适宜，与健肢等长；体重承载功能良好；穿着舒适，结实耐用；外观近似健肢。

（2）上肢假肢

上肢假肢是专为上肢截肢或先天性缺肢畸形者弥补肢体缺损和代偿失去功能而制造装配的人工肢体，能够补偿或替代上肢缺失的部分功能。

手部假肢能够实现手指的开、合和手部的旋转动作；前臂假肢能做出提拉动作；上臂假肢和肩离断假肢多用于外观装饰，保持肢体的完整性。

上肢假肢主要有：部分手假肢、腕离断假肢、前臂假肢、肘离断假肢、上臂假肢、肩离断假肢和肩胛胸廓假肢。

按使用功能分类，上肢假肢分为装饰性、工具性和功能性假肢。

对上肢假肢的基本要求：功能好、操作灵活、轻便、外观逼真、坚固耐用、穿脱方便。由于上肢的结构十分精细，尤其是手的动作复杂多样，现有的上肢假肢还难以全部实现人手的精细操作功能。

装饰性假肢，又称为"美容手"，是为弥补上肢肢体外观缺陷、注重外观形状而设计的上肢假肢。装饰性上肢假肢重量轻、操作简单，外形、色泽及表面结构近于健全人的上肢，主要作用是装饰外观和平衡肢体，不具有劳动和生活自理功能。

工具性假肢，又称为"劳动手""功能手"，是专为从事某些专业性劳动或日常生活需要而设计、可以代替正常手部分功能的器具。截肢者通过运用残肢及健肢的关节及肩部运动，牵引索控装置完成工具性假肢的开手、闭手、屈肘等动作，实现捏取、抓握等功能。

功能性假肢又分索控假肢和肌电假肢。索控假肢，又称为"机械手"，是利用自身力源操纵的上肢假肢。肌电假肢，又称为"肌电手"，是利用人体肌电信号控制的上肢假肢。它适用于有一定的功能要求且肌电信号较好的上臂截肢者。

(3) 假肢的选择及注意要点

① 截肢发生后应尽早装配假肢。尽早装配假肢既可减轻心理上的压力，也使假肢适应性训练效果更好，有助于早日融入生活。初次装配假肢后，残肢会发生不同程度的萎缩，影响假肢穿戴效果。为此，可先装配临时假肢，待残肢定型后再装配正式假肢。

② 合理选择假肢零部件。选择假肢零部件需要充分考虑截肢者的具体情况：年龄、体重、健康情况、生活环境、用途、残肢状况等。服务实践中发现，一些截肢者存在认识误区，装配假肢往往会选择一些价格高、功能多的零部件。其实价格高、功能多的零部件未必适合所有人，如运动型膝关节对于年老体弱者就存在一定安全隐患，而手动

锁膝关节虽然价格便宜，但使用更为安全。

③ 做好假肢装配前后的康复训练。假肢使用效果与截肢者的身体状况、残肢情况、假肢装配水平及训练效果密切相关。实践证明，装配前训练残肢、装配后开展假肢适应性训练，能够有效提升假肢使用效果。

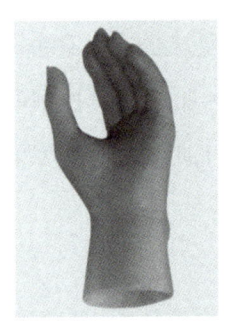
图10-13　装饰性假手

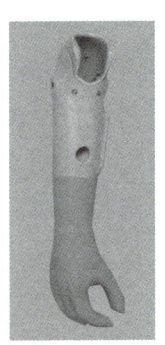
图10-14　装饰性前臂假肢

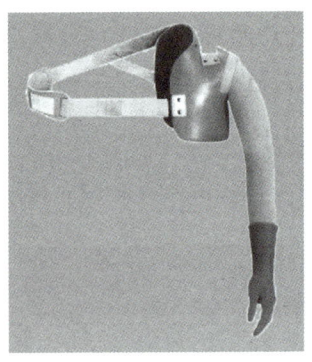
图10-15　装饰性上臂假肢

## 5. 矫形器

（1）矫形器的功能作用

① 支撑与稳定：通过限制关节异常运动来稳定关节、减轻疼痛、恢复承重功能，如用于小儿麻痹后遗症患者和偏瘫、脑瘫患者辅助行走及姿势保持的膝踝足矫形器。

② 固定与保护：对病变肢体或关节进行固定和保护，促进病变愈合，缓解或预防软组织损伤，如用于骨折治疗的各类矫形器，又如肩关节带可在脑卒中患者致病早期防止肩关节脱位。

③ 预防与矫正畸形：预防与矫正由于肌肉无力、关节运动不平衡及其他原因导致的身体畸形，如针对青春期特发性脊柱侧弯患者，使用脊柱侧弯矫形器可以控制其身体姿势及对脊柱弯曲和旋转进行矫正。

④ 牵引：通过牵引肢体或脊柱（颈椎、腰椎），缓解或减轻神经压迫引起的疼痛。

⑤ 免负荷：避免病变或伤残部位承重，如髌韧带、坐骨免负荷。

⑥ 改进功能：改进障碍肢体的运动功能，辅助完成相关动作，提升生活能力，如帮助手部畸形患者改进握持功能的各种腕手矫形器。

（2）常见的矫形器种类

① 足矫形器：围绕全部或部分足的矫形器，具有预

防或矫正畸形、分散足部压力、缓解足部疼痛、控制关节活动、代偿丧失的关节运动等功能，如矫形鞋、足垫、足托等。

② 踝足矫形器：具有从小腿到足底的结构，能够控制踝关节运动，从而实现固定、免负荷和矫正畸形等功能。踝足矫形器应用广泛，主要有金属框架支条踝足矫形器、模塑型塑料踝足矫形器、带踝关节铰链的塑料踝足矫形器。

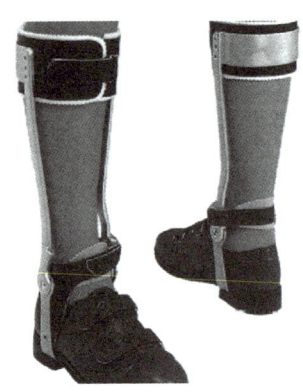

图 10-16　踝足矫形器

③ 膝踝足矫形器：一类用于膝关节、踝关节和足部的矫形器，多为框架结构，由支条、半月金属箍和环带、铰链（膝铰链和踝铰链）、髌骨罩组成。目前广泛使用的是金属支条加模塑成型组合而成的膝踝足矫形器，重量轻，美观，适应证广，应用广泛，适用于偏瘫、截瘫、小儿麻痹后遗症等引起的下肢肌无力者。

第十章 社区辅助器具适配服务与居家无障碍改造

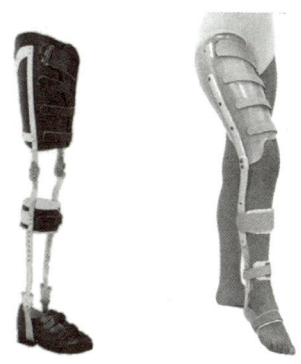

图 10-17 膝踝足矫形器

④ 脊柱矫形器：用于维持脊柱平衡、矫正脊柱畸形，还可用于术前保护和控制脊柱、术后临时固定脊柱。产品种类很多，如用于矫治青少年脊柱侧突的脊柱矫形器。

6. 听力辅助器具

（1）助听器

① 盒式助听器：价格低，电池使用时间长，操作方便，适用于极重度听障者。缺点：体积大，隐蔽性差；儿童佩戴不够安全；本底噪声较高，影响声音质量。

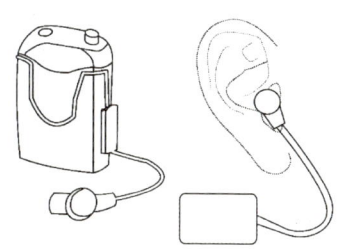

图 10-18 盒式助听器示意图

② 耳背式助听器：又称耳后式或耳挂式助听器，体积小，重量轻，隐蔽性好；由于传声器开口向前，声学效果较好，有利于面对面交谈。耳背式助听器可制成各种功率，满足不同听障者的需要，应用广泛，尤其适合听力残疾儿童。

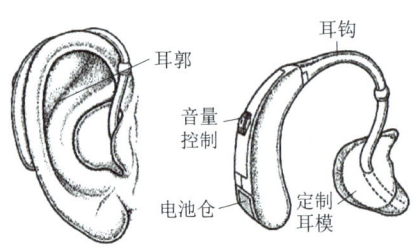

图 10-19　耳背式助听器示意图

③ 定制型助听器：外形根据患者耳模加工而成，电子元件封装于硬质塑料中，插入耳道的部分由相对较软的材料制成。定制型助听器有耳内式、耳道式、完全耳道式三种。耳内式助听器：助听器全部放在耳甲艇、耳甲腔和外耳道内，隐蔽性好。耳道式助听器：比耳内式助听器略小，是目前较为流行的助听器之一，保留了耳郭的集音功能和外耳道的共振作用，因其放入耳道更深的位置，可产生更多的增益。由于受体积所限，耳道式助听器功率不能满足重度以上患者的需要，另外，由于儿童外耳道尚处于发育中，也不推荐使用。完全耳道式助听器：又称深耳道式助听器，

是目前最小型的助听器,戴上它即使从侧面看也不易发现,但由于输出功率有限,仅适于轻、中度听力损失患者。

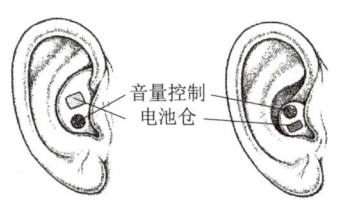

图 10-20　耳内式助听器示意图

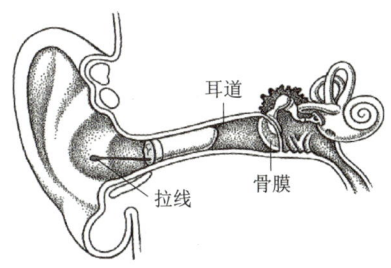

图 10-21　耳道式助听器

### (2) 人工耳蜗

人工耳蜗取代病变的内耳毛细胞,将声音信号转变为电信号直接刺激听神经纤维产生听觉,对于不能受益于特大功率助听器且病变位于耳蜗者,植入人工耳蜗可恢复听觉,适用于成人和儿童极重度或重度感音神经性耳聋患者。

人工耳蜗植入后的康复效果受植入者年龄、听障病因、病程及术前听觉语言水平等因素影响,不同个体可能效果差异较大,听障者及家属应建立合理的期望值。

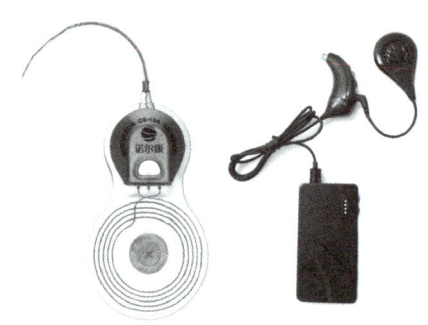

图 10-22 人工耳蜗

### 7. 视力障碍辅助器具

（1）光学助视器

① 望远镜：分为伽利略和开普勒两种。伽利略望远镜镜筒短、结构轻、视野较大，适宜制作成眼镜式助视器，在双眼均有视力的情况下支持立体视觉，放大倍数一般为 2.5～3 倍，既可嵌套在普通眼镜上使用，也可单独使用，用于看黑板、电视等中距离场合。开普勒望远镜放大倍数高，多为 4～8 倍，一般制作成手持单筒望远镜，用于辨认站牌、楼号、户外标志等远处物象，缺点是视野小、景深短，不利于寻找目标。望远镜放大倍数的选取需依据患者远视力测试结果，一般远视力在 0.1 以上，可使用 2～2.5 倍的望远镜；远视力低于 0.1 时，可使用 4～8 倍的望远镜。

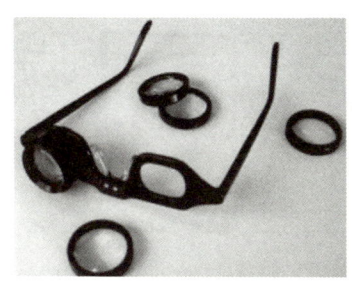 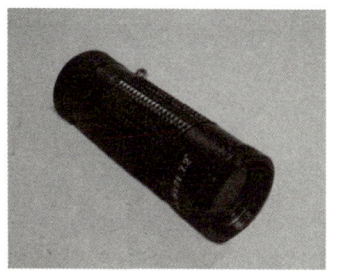

图 10-23 伽利略望远镜　　　　图 10-24 开普勒望远镜

② 光学放大镜：有手持式、立式、镇纸式等，用于观看近处物体，或阅读较小的字，如报纸、药品说明书。手持式放大镜放大倍数在 2.5～10 倍之间，镜眼间距可任意改变，应用广泛。局限性一是视野不能大于放大镜直径，二是运动失调及手抖者使用比较困难。

（2）电子助视器

电子助视器是一种视讯装置，通过摄像镜头，可将文件、图片等影像传送到屏幕上阅读浏览。根据形状大小，可分为手持式、便携式、台式。主要特点：放大倍数高（高达 70 倍），且变换自由；成像质量好，周边不会出现畸变；可采用任何工作或阅读距离，适合长时间工作或学习的低视力者；图像可反转改变，如选择白底黑字（一般书刊）或黑底白字，适合低视力者的阅读需要；可双眼单视，视野完整。

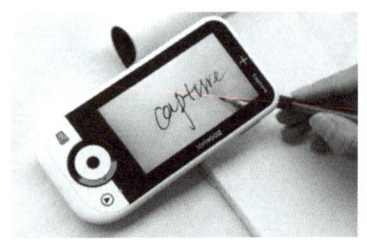
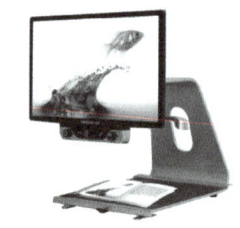

图 10-25　手持式电子助视器　　图 10-26　台式电子助视器

（3）非光学助视器具

① 照明灯具：最普及的视觉辅具，适合光感以上的视障者。不同视障者对照明的要求不同，如病理性近视、视网膜色素变性、黄斑变性等患者需要较强的照明，而白化病、核性白内障、虹膜缺损、瞳孔散大、角膜中央白斑的患者则需要较弱的照明。

② 裂口器：在暗色板上开有条状缺口，视障者通过缺口阅读单行文字或书写。裂口器增加了对比度，避免反光干扰，防止阅读串行。

图 10-27　裂口器

③ 大字物品：通过放大目标物体，增大视网膜成像，提高功能性视力，如大字读物、大字电话、大字扑克牌、

粗线格纸、粗笔等

（4）全盲辅助器具

① 盲杖：辅助盲人包括低视力者行走，需要通过训练以使盲杖与身体活动协调一致。

② 盲文点字显示器：可将计算机存储的文字用盲文凸点方式显示，盲人用手触摸阅读面板即可读取文字内容。

③ 盲用钟表：采用语音提示或手指触摸掌握时间。

④ 防溢报警器：采用声音报警方式提示容器水位。

⑤ 盲用计算机软件：用于盲人包括低视力者操作计算机的软件。

## 四、家庭无障碍生活知识

家庭是生活的主要场所，对残疾人家庭环境进行无障碍改造，可使残疾人的生活自理能力得到大幅提升，为便利残疾人生活、增强其幸福指数创造条件。

### 1. 轮椅使用者的家庭无障碍环境要求

① 房门宽度：使用普通轮椅，房门净宽应不少于800 mm；使用可躺式轮椅、电动轮椅，房门净宽应不少于900 mm。门宽小于要求，轮椅出入将不够顺畅，驱动时不小心还会碰伤手。另外，如有门槛，应不高于20 mm。

② 室内布局：目前，我国城镇家庭住房面积普遍不大，

放置家具等物品后空间会更局促，需要调整物品摆放位置，为轮椅留足活动空间。

③ 床面高度：床面高度在 400～450 mm 之间，这个高度与轮椅座面高度相近，便于使用者在轮椅与床之间移动。

④ 厨房改造：洗手池、灶台、操作台的下方留出空间，便于轮椅使用者靠近操作；橱柜低位安装，或采用可升降式橱柜，便于使用者取物。

⑤ 卫浴间改造：卫浴间门为平开式，宜向外开启，如向内开启，要保证开启后室内有直径不小于 1500 mm 的轮椅回转空间；平开门外侧设高 900 mm 的横扶把手，内侧设高 900 mm 的关门拉手，门外设紧急开启插销。如条件允许，可采用推拉门或电子遥控门。

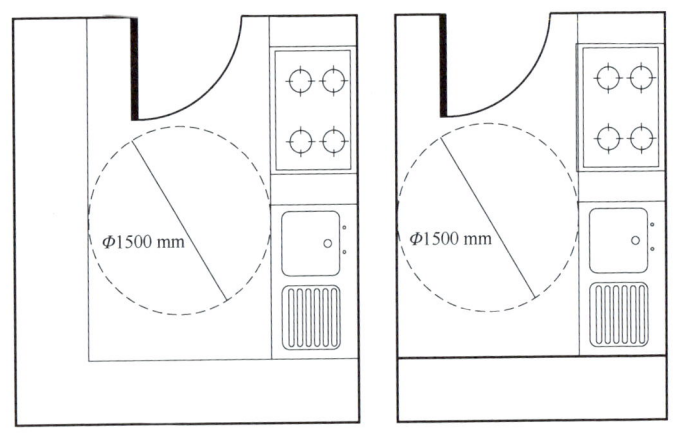

图 10-28　厨房应有不小于 1500 mm 的轮椅回转空间

第十章 社区辅助器具适配服务与居家无障碍改造

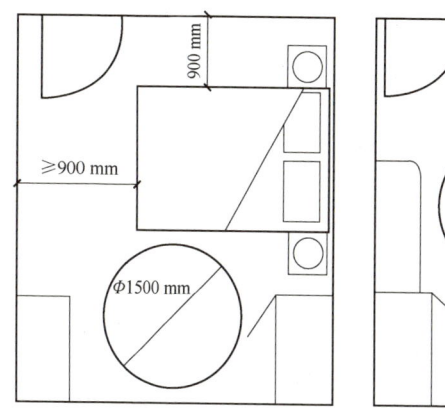
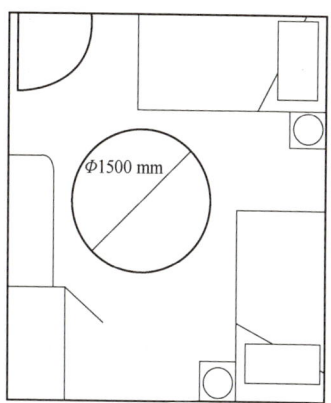

图 10-29 客厅、卧室留有 1500 mm 的轮椅回转空间

**2. 听力障碍者的居家无障碍生活**

① 闪光报警水壶：听力障碍者烧水做饭遇到的困难是听不到水沸腾后的声音或水壶上报警装置的提示声。由于不能及时关闭燃气，存在较大的安全隐患。闪光报警水壶在水开后会闪烁强光，提醒听障者关闭燃气。

② 闪光门铃：健全人通过敲门或门铃声就能知晓有客来访，听障者却无法做到。使用带有闪光装置的门铃，当访客按动门铃时，强光会不停闪烁，提示有客人光顾。

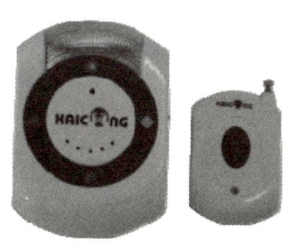

图 10-30 闪光门铃

③ 振动闹钟：听障者使用时只需将声音模式转为振动模式，通过振动提示预设的时间。

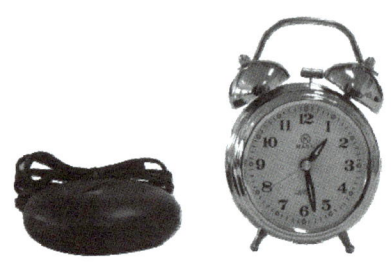

图10-31 振动闹钟

## 3. 视力障碍者的家庭无障碍方法

① 使用具有声音提示功能的家用设备，如水开后能够发出提示音的报警水壶，具有语音报数功能的钟表、温度计等。

② 对于尚存微弱视力或有一定光感的视障者，可采取加大物品颜色对比度、提高室内照明度等方法，提升物品的辨识度。例如：门、窗、家具的颜色要鲜艳，边框涂色，加大对比度；低矮家具如桌子，可使用色彩艳丽的桌布；浅色的墙、玻璃、房门要有醒目的提示标志，防止误撞；门把手与门的颜色要对比强烈；沙发上放置一些对比度大的软性物品，如靠垫、坐垫。

③ 常用物品要标识明显，如使用大字键盘电话、醒目的燃气开关。

④ 家具等大件物品要尽量靠墙摆放，位置相对固定，不要经常挪动，用完后及时归位；地毯、地板边缘需要粘接或固定牢固，颜色避免杂乱；地面注意防滑。

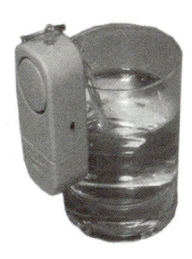 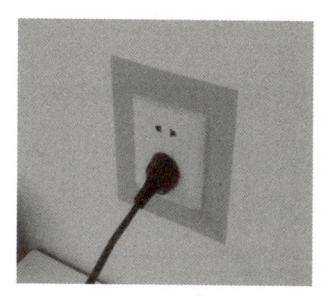

图 10-32　防溢报警水杯　　图 10-33　插座用对比度强烈的颜色标示

### 4. 信息无障碍常用方法

（1）低视力者网络信息无障碍方法

① 使用计算机辅助工具条、阅读辅助十字光标、阅读配色器、文字放大专用屏等浏览网页内容。

② 使用助视器看清本来看不到或看不清的东西。

（2）盲人网络信息无障碍方法

① 语音法：将网上文字转化为语音，通过语音读屏获取信息。

② 无障碍导航法：通过计算机键盘数字键启动语音导航，语音播放网页内容。

③ 读屏软件：专为视障者设计的计算机屏幕读音应用软件，可把屏幕文字信息转化为语音，或用盲文输出到盲

文显示设备上,盲人通过触摸阅读。

④ 一键式阅读器:运用模式识别、语音合成等技术,只需按动一个键,即可将报纸、书籍、文件等文字转化为语音进行播放。

### 5. 智障儿童居家环境注意事项

① 保障电器安全:为防止智障儿童用铁丝、别针、钉子等金属物品探插电源座孔而发生触电事故,应使用安全插座。

② 处理物品棱角:为防止智障儿童磕碰到室内物品棱角而受伤,除了物品位置摆放合理外,可在桌角、柜角、床角等棱角处安装"防撞角"或"防撞条"。

③ 去除门槛:一些智障儿童多动且行为无规矩,房门应尽量不设门槛,防止他绊倒。

④ 门和抽屉关闭的缓冲处理:为防止房门或抽屉关闭时,挤压或碰伤智障儿童的手,可使用具有缓冲功能的房门和抽屉;或安装"安全门卡",使房门不能关死,预防手指夹伤。

⑤ 防止烧伤烫伤:智障儿童对冷热认知不敏感,应采取措施防止被热锅、沸水、煤火等热源烫伤或烧伤。

### 6. 高龄老人家中防跌倒的方法

① 使用助行器具:高龄老人下肢肌力普遍不足、稳定性较差,行走时需要使用助行器具。选择何种助行器具,

要评估其肌力、耐力、平衡力，包括下肢支撑力、身体平衡力、上肢力量（如握力）。

② 安装无障碍扶手：在居室、通道、卧室、卫浴间等经常活动的地方安装无障碍扶手。扶手直径 32～45 mm 为宜，扶手与墙壁距离 50 mm 为宜，高度应根据使用者身高而定。无障碍扶手有不同的类型：水平安装的一字型扶手用于高龄老人水平移动；垂直安装的一字型扶手用于上下移动，如坐姿与站姿转换，或跨越台阶；L 型扶手用于需要水平和垂直方向同时移动，如浴缸内外的移动。

③ 卫生间改造：坐便马桶的座板距地面的高度要适宜，不能过高或过低，过低可使用马桶增高器补高。马桶两侧后方墙壁上安装 U 型扶手（可收放），如厕会便利和安全。农村地区普遍使用蹲坑，可配置坐便椅（凳），或在室内使用带有便桶的坐厕椅。

④ 洗浴间改造：如为淋浴，可使用洗浴椅，有两种类型：移动式，沐浴时使用，用后移走；固定式，固定在喷头下的墙壁上，沐浴时放下，用后收起，不占用空间。如使用浴缸，应在墙壁上安装扶手，或在浴缸上安装支撑辅具，以保障出入浴缸安全。地面应铺设防滑垫或进行防滑处理。

⑤ 室内照明：室内光线要充足，卧室、过道等处可安装夜间照明灯具，且开关方便。